摳摳手刑打勾勾

Karen22 著　Dinner 繪

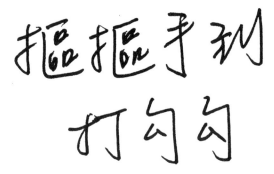

目錄

content

推薦序

有愛無懼，有愛無礙

文／林志玲
財團法人志玲姐姐慈善基金會董事長

當需求不只是硬體醫療資源，台大兒童友善醫療團隊用愛和專業包裹孩子受傷的心靈。一個溫暖的擁抱，一個肯定的眼神，一場療癒的課程，一路支持的陪伴，或許就能成為彼此的光。

讓生病少一些恐懼與痛苦，讓照顧者少一自責與懊悔，讓無助與壓力不再循環。人生就是一個需要不斷下決定的過程，沒有圓滿也不可能完美；如何接納並且用盡心力綻放，並在跨越每一個坎之後，化為我們再次啟程的力量。

這是一本充滿勇氣的書！

此書推薦給必須面對的，正在經歷的，或試著釋懷的每個你。

愛會長出翅膀，帶著我們飛翔。

有愛無懼，有愛無礙。

只要心還在跳的一天，就能夠有所改變！

讓我們一起勇敢！

推薦序

讓我們用更多的庇護，來守護孩子

文／吳美環 醫師
台大兒童醫院小兒心臟科主治醫師
財團法人台大兒童健康基金會董事長

孩子成長需要許多不同的元素才能身心平衡，健康快樂地長大。生活能如遊戲般地有趣，成人及環境投射如陽光般溫暖，紀律是如融入習慣般自然。這些成長的元素對於生了病而進入醫院接受醫療的孩子更為重要。若能維持這些成長元素。孩子因生病及治療過程導致的傷痛與心理創傷可以大幅下降。因此，我們建立了友善兒童醫療團隊。

而另一方面，年幼的孩子也往往未能了解離別的傷痛，家庭更是無助。為了協助面對治療困境的重症孩子和家庭面對別離，我們建立了以家庭為中心的兒童安寧醫療團隊。希望孩子能在愛中道別離，家庭和孩子的連結仍能完整。

這些特殊的兒童醫療讓兒童醫療更完善，但推動這些特殊醫療是很不容易的。但是，當我們閱讀這本書的每個故事時，很神奇地，我們就好像和醫療團隊突然站在一起，環抱著故事中的孩子和家長們，也自然懂了這些特殊醫療的真諦。

謝謝長期一起為這些孩子奮鬥的家長和夥伴們。

讓我們可以用更大的庇護力，來守護孩子。

推薦序

一起來陪伴，我們一起走不孤單

文／呂立 醫師
台大兒童醫院兒童胸腔加護科主任
台大兒童醫院兒童友善醫療團隊暨安寧緩和醫療小組召集人

作為一個在兒童加護病房二十多年的主治醫師，看到好多小小生命跟他的家人一起面對疾病的挑戰與困難，常常看到大家都被疾病折磨得心力交瘁，好辛苦。

陪伴著好多家庭走過這一段路，不管這一段路有多長，有多彎曲，有多困難，都是生命很重要的經歷。重大疾病的驚濤駭浪給我們身心的震撼教育，看到生命中的韌性以及愛的連結與傳承，作為常常這樣陪伴的醫師，覺得需要更多的連結與關愛，一起來陪伴，我們一起走不孤單。

但是早期只有醫師跟護理師單薄的身影，對於這樣家庭的支持，總是顯得微弱也不夠，所以總是想說我們可以再多做一些，也可以再找更多志同道合的夥伴一起來幫忙這樣的家庭，大家一起來給予支持。

因此當我有機會二〇〇三年到二〇〇五年出國進修，看到國外兒童醫院有兒童友善醫療相關的照護與軟硬體設施就很開心，希望也能引進來台灣。回國後做了很多努力，逐漸有些部分就開始萌芽發展了。台大兒童醫院於二〇一〇年開始引進兒童藝術治療、二〇一二年引進兒童醫療輔導（Child Life Service），二〇一四年兒童舞蹈治療、二〇一五年紅鼻子醫生、二〇一七年兒童音樂治療的服務。於二〇一六年起正式聘任專任之兒童安寧緩和療護個案管理護理師。結合這一些專業，於二〇一八年兒童醫院正式新成立國內首創之「兒童友善醫療臨床專案計畫」，下設兩組：「兒童醫療輔導及表達性藝術治療組」與「兒童安寧緩和醫療照護與兒童個案管理組」，努力推動兒童友善醫療與兒童安寧緩和療護。

台大兒童友醫療團隊暨安寧緩和醫療小組常年提供重大且難治之疾病及有生命危險或末期生病兒童與家庭成員的協助及支持。而近三年因新冠肺炎疫情更讓人看到兒童醫療資源之重要。這次透過團隊專業人員接受訪談以及 Karen22 的精彩書寫，想讓大家能看到生病兒童與家庭所面對栩栩如生的第一現場，看見孩子與家庭的勇敢努力與用心，我們醫療團隊可以如何從旁照護、關懷、陪伴，記錄下許多走過的生命故事。我們有將這些故事的背景作一些改變，但每位都是我們陪伴過活生生的存在與經驗。

感謝《當他生病的那一天》的作者 Karen22，沒有她就不會有編寫此書的緣起。此書的意義，在於我們發現不管是在醫院，還是回到社會的家庭，其實都受到很多壓力；書籍中提供團隊同仁分享在親子關係互動及溝通等等的小技巧，並加上一些安撫父母親們心情的文字，期盼彼此都能獲得療癒。

二十四個故事每一篇都令我感動，故事意味著醫療場域及治療不再只是冰冷的檢查與治療，我們更一起重視的是人存在的價值，而當然孩子也是重要的人有重要的生命意義。當某一天孩子被迫成為病人，從那天起孩子的家人朋友們生活也會跟著改變；台大兒童友醫療團隊暨安寧緩和醫療小組想做的，就是串連各自的專業，讓醫護人員和相關有愛心的資源所提供的專業照顧，來陪伴著孩童及家屬承接住他們所遇到的問題；對我來說「承接」的力量是很重要的，不管路程多困難，有多少紛雜的事情，好壞我們都願意接受挑戰無法逃避；「有一千個讀者就有一千個哈姆雷特」，也許這些故事喚起您過往的傷痛，也或許您感到撫慰跟支持，希望讀者可以享受閱讀此書的眾多生命故事與感動，就像本書作者 Karen22 所說的，「在別人的故事裡，療自己的傷，也試著理解他人的傷」。

我的願望是讓兒童都可以得到最妥善的照顧，要成就這個願望，不可能單靠一個人或一個團隊就可以完成滿願，透過重版文化協助，讓大家能更深入了解這些專業的重要性，看到兒童友善暨安寧緩和醫療團隊如何各司其職參與孩子們的照護，經由團隊照護分享的二十四個故事，提供促進親子互動及療癒父母的暖心支持，同時為了能讓這樣有意義的專業工作能持續照顧下去，需要大家更多的愛心與資源挹注，才能維持這樣的專業團隊的運作與服務。

因此感謝本書的出版，以及作者將版稅收入全額捐給「財團法人台大兒童健康基金會」，持續支持這樣重視兒童與家庭身心健康有意義的專業照顧。

本書盼能吸引大家關切兒童健康議題，藉此提升兒童友善醫療服務的重要性，也讓社會大眾一同關心兒童醫療的議題。在兒童醫療場域裡，每天都有說不完的奮鬥故事，您的鼓勵支持，才能讓我們照顧更多有需要的孩子與家庭，我們還繼續在努力道路上，希望看到所有有需要的孩子，都能得到最適合的照顧，發揮生命的最精彩，繼續寫下精彩的生命故事，傳遞愛的連結。

推薦序

我在

文／曾偉杰 醫師
台大兒童急診科主任
財團法人台大兒童健康基金會執行祕書

誰都希望，孩子能總是健康快樂地跑跳著；誰都希望，走進病房，開口跟病童、家屬提的，都是好消息；誰都希望，在兒童急救室，能給家屬一個「孩子沒事了」的寬慰，加上大大的擁抱。

現實總不會那樣美好。醫護常會退而求其次地想著：「如果能讓孩子不痛、不哭，舒服些，多好！」

如果壞消息，能聽起來不那麼刺耳，讓孩子和家庭多些勇氣，多好！

如果亂鬨鬨的急診室能時間暫停，可以陪孩子驟逝的家屬好好哭泣、喘息；醫護就能從容地說明，對不明原因死亡的孩子依法通報，是國家保護孩子的制度，不是要在傷心欲絕的家屬身上貼兒虐、疏忽的標籤。如果總是能有這樣的餘裕，該有多好。

然而，台灣的醫療環境與資源，只容每天已是陀螺團團轉的醫護，要不學會憋好情緒、繼續日常；要不筋疲力盡、早早轉換跑道。幸好，呂立醫師在現有醫療體系以外，找到資源打造兒童友善醫療團隊；幸好兒童友善醫療團隊，在緊繃的、殘酷的醫療現實中，為孩子與家屬創造了更多愛與擁抱的平行時空。讓現實，離美好又再更近了一點點。

本以為這本書我可以一口氣看完，洋洋灑灑地寫好推薦序，也不會是什麼難事。打開檔案後，才發現，比想像中的艱難。住院醫師時期，曾照顧過不知凡幾的兒癌、急重症兒童和家庭；後來進入兒童急診，打滾了超過十年，雖還不敢說看盡人生，也絕對是嘗遍百味。曾以為自己已千錘百鍊，能泰然自若地面對這些醫療伴隨的苦痛與無奈。但看著篇章裡，一個個熟悉又似曾相識的小病人，彷彿再一次經歷了，那些曾不停輪替的，同理的溫馨、失去的沉重、陪伴的壓力、以及想要保護自己而設定的，安全距離。然而隨著書中文字的分享與帶領，我的思緒得到了安撫；也更深地感受、肯定，兒童醫療，需要更多愛與陪伴的力量。

特別喜歡，書中分享台大兒童友善醫療團隊的一些概念——

「請尊重他們用他們的方法去愛。不需要叫他們不要哭，也不要叫他們強忍傷痛。」

「我們能做的只有一件事情，失去摯愛的人，和他站在同一陣線就好。」

「我們準備不來失去，但可以提早準備祝福。」

「永遠不會有人準備好，但我們繼續做，一個人一定不會有那麼多的力量，夠多人，就會撐住你一起擁抱，感謝，想念。」

陪伴，也許還不是最精準的概念。我想到作家張曉風，在散文〈我在〉裡說到：「我能為他們做什麼？在同盞共飲的黃昏，也許什麼都不能，但至少我在這裏，在傾聽，在思索我能做的事。」我自己的解讀裡，這個樣貌，似乎更貼近兒童友善醫療團隊，為各個面向（包括：病童、家屬、醫護）提供的能量。

這是一本敘述「台大兒童醫院日常，是如何日日不平常」的書。

一般民眾，你會發現，台灣原來有這麼多人，這樣地愛著孩子，也歡迎你，和我們一起做得更多、更好。

曾經歷病痛的孩子與家屬，你可能會在字裡行間，或找到曾經未解困惑的答案，或重新肯定體會過的，溫暖和力量。

兒童醫療的醫護，不論是處於職業生涯的哪一階段，或已經建立或還在找尋，在這壓榨環境中的應對、生存之道，相信都能從書中，獲得撫慰與鼓勵。

希望每位讀者，不論是病童、家屬、醫護或是其他身分，都能在書中，找到「我在」的方式與力量。

前言 1

請不要害怕打開這本書

文／Karen22

這是一本寫給你們的情書，給每個父母、每個孩子（baby），不論你是病著的、康復了的或已經出發遠行了的。

如果你現在在診間或病房，你看到這本書，不要害怕打開來，因為你會發現裡面有你之後帶著孩子展開的旅程需要的一點點勇氣和信心。

如果你現在在公園，看著今天早上才讓你追逐生氣的孩子踢球，你拿著這本書，不要害怕打開來，因為也許你會找到更多愛世界的方式，今天你很愛你的孩子，你也可以聆聽陪伴其他需要你握住他們雙手的朋友。

如果你們現在還是兩個人，你拿到這本書，你不要害怕打開來，未來很多未知，也不曉得身邊這個人是不是真的能夠攜手一生，但你也許會發現他有哪些特質，會讓你們願意在人生接下來不論碰到哪些挑戰，都能繼續牽著對方的手，一起面對、走下去。

如果，你只是剛好拿起這本書，你不要害怕打開來，你會看到，很多不一樣的人用他們的方法，成為別人的力量，可能是他們的專業，可能是他們的小額捐款，甚至可能只是他們會愛、會支持身邊的人。

如果，你有很多傷痛，我知道這本書不一定能療癒你，你可以痛，真的，你可以很痛、很悲傷。但你要知道，有很多人在這裡，陪伴你。

台大兒童友善醫療團隊、共照護理師和兒童醫療輔導師，看到的不是只有「醫療」這個部分，因為醫療有醫療的緣分，醫療也有醫療的極限。他們看到這個過程中的每個人，每個完整的人。

孩子、照顧者、家長，都需要協助聆聽、陪伴、支持和幫助。

我們採訪了台大友善醫療團隊，聚集在這邊的是，每個家庭勇敢的故事，和友善醫療團隊在我們看不到的地方，一起用他們的專業幫助每個家庭勇敢的故事。

我們不會孤單，你也可以成為，你在乎的人的光和熱。

本書版稅全數捐贈財團法人台大兒童健康基金會，也謝謝你，成為需要的孩子和家庭們的光和熱。

前言2

讓我們擁抱彼此，在最需要的時刻

文／趙芳欣
台大兒童醫院
兒科護理及安寧緩和醫療共照護理師／個案管理師

很多家屬問我，為什麼要做這工作？這麼難、這麼沉重，為什麼要做？

「到底為什麼要做？」我問了自己很久。我想是，回應了自我內心深處的聲音。

一直覺得孩子就是要天真、快樂、盡情地玩耍探索世界，能被爸爸媽媽，好好地愛護著。

但，你我長大了，都知道這簡單的夢有點困難。環境、教養、疾病、父母關係等等，都能輕易地偷走孩子臉上的笑容。

當我成為兒科護理師，一開始專注在生病的孩子，提供住院期間的醫療需求。漸漸發現，這樣的照護孩子們仍有許多不滿足，源於照顧者及家庭的很多需求不是只有醫療。

這個內在的聲音默默帶著我……

看見兒童在醫療場域中的恐懼，看見父母的無助、混亂與自責，看見孩子們出院後應該興奮，但到了社區或學校反而變得更辛苦，看見手足因著疾病事件的衝擊成了偽單親兒童，看見失去子女的父母們孤獨承受傷慟，為了免於遭受輿論壓力而作繭自縛……

當照顧者、病童和你我都承受著自己的身心壓力時，一連串的防衛機制之下，把我們都變成了小刺蝟，更難擁抱與陪伴彼此在最需要的時刻。

帶著這份初衷，有榮幸接觸到呂立醫師推動的兒童友善醫療理念，進而能將兒童照護更全面地擴及到父母親及其家庭成員。這幾年在台大兒童醫院工作的日子，透過住院兒童，更深入地與家庭成員共同經歷，好似潛入深海般，體會了父母無私的愛，是如此令人折服。

為了成為好爸爸、好媽媽，總是義無反顧地帶著孩子向前衝，卻忘了稍微停下來，好好安頓自己的心。父母常常困在自覺的無力，困在非事實的自責，事實上，我們都無法預知生命中將遇到的人事物，而爸媽們總是傾盡全力呵護著孩子，孩子們更是單純地把爸媽當作自己的全世界。

感受著爸媽的情緒來理解外在環境，當面臨困境時，親子有效的溝通及理解，能幫助孩子發展正向的自我概念及韌性。在未來家庭共同經歷其他風浪時，更像是一艘堅固的船，穩行其上。

兒童友善醫療團隊提供醫療場域中，一個除了會談，也能透過以藝術、音樂、舞蹈及遊戲等方式表達內心真實感受及需求。團隊的介入提供兒童及家庭彼此了解及溝通的橋梁，是幫助在風浪中的家庭手足無措之際，有個安穩的力量，承接並守護且一起努力的團隊。

但除了醫療環境中會面臨困境，每個人、每個家庭，也都會面對生活中大小不一的挑戰。如何與孩子溝通，更了解彼此的想法、感受及需要的時刻。近年來親子關係及教養也越來越受到重視，做父母、或作為孩子這角色的機會，我們都只有一次。

幫助兒童自幼將根基建立在安全且充滿愛的環境中，真實地認識自己，以互動的良性循環，取代彼此的不理解與疏離。

透過本書，兒童友善醫療團隊將臨床親子溝通的小技巧，分享給努力成為好爸媽的你和妳，也希望透過我們的視角與詮釋，能同理及療癒感到無力的每個人。願此書的內容，讓親子關係有愛但無礙。

更期許更多的關注，未來國家政策用無限賽局的思維來檢視，我們這一代為孩子提供一個友善的成長環境，遠比防堵問題來得有意義，更是有效提升經濟效益、減少社會成本的源頭。

前言3

陪著孩子笑，也陪著孩子悲傷

文／方美祈
台大兒童醫院
兒童友善醫療團隊　藝術治療師／兒童醫療輔導師

媽媽眼眶泛紅說：「孩子還小還不懂，先不要讓他知道，他會害怕……」

「他」，可能是疾病末期的孩子；「他」，也可能是末期病童的兄弟姊妹。幾歲才會懂死亡？父母害怕孩子的害怕，害怕保護不了孩子，父母選擇不說……

只是，孩子他真的都不懂嗎？

聽過一句話：「Anyone who is old enough to love, is old enough to grieve.」

再小的孩子只要能感受愛，就能感受悲傷。陪伴孩子笑也許不難，但怎麼陪伴孩子悲傷？

很愛很愛孩子，看孩子需承受痛苦與悲傷，是父母的一種煎熬和傷痛。

在台大兒醫兒癌病房從事藝術治療的服務超過十年，喜愛藝術治療的魅力，因為創作超越了語言、年齡和理性防衛的限制，將抽象而困難說出的情緒，以畫面來訴說。於是孩子與父母想表達的愛與悲傷從創作中被看見，好像一把鑰匙，將對話（畫）的那扇門開啟。

又喜愛擔任兒童醫療輔導師的溝通橋梁角色，我們在病房、治療室、遊戲室或ICU（I see you），協助及陪伴父母和孩子在不同醫療過程中的喜怒哀樂與重要對話，與家庭並肩同行來記憶生命階段的每個重要時刻與重量。

衷心期待台大兒醫友善醫療團隊各個角色能協助到兒醫每個有需要的家庭與孩子們；更盼望台灣的每個醫療角落，每位大小孩子與父母也能被陪伴著，面對生命中的淚與悲傷。

前言 4

將擔心化為穩定的力量

文／蕭欣濡
台大兒童醫院
兒童友善醫療團隊　兒童醫療輔導師

猶記第一次聽到外國同學在學期初的第一堂課說到未來想當「Child Life Specialist」（兒童醫療輔導師）時，我心中滿滿的好奇，回家馬上 google 這角色到底是在做什麼，越搜尋越被拉進這個在台灣完全沒聽過的領域：協助有醫療需求的病童及家屬降低對醫療過程的不安及恐懼。

我當時好驚訝，原來有這樣的角色可以讓我小時候第一次放手針或許不那麼害怕，原來有這樣的角色可以讓住院不只有冷冰冰的感受！後來一路往 Child Life 領域學習，想著希望有一天台灣的孩子也可以得到這樣的幫忙。

後來，很幸運地加入了呂立醫師的兒童友善醫療團隊，也很幸運地遇到了不同單位支持兒童友善醫療的醫護人員，讓我可以與團隊夥伴接力陪伴在病童及家庭不同的治療階段。這本書分享的故事裡頭，包含了我們常常給予家屬的鼓勵以及與孩子互動的建議，不論是短短的一日手術或是好幾個月的住院治療，孩子及家屬都需要看見自己的能力。希望讀著這本書的您，可以藉由這些分享得到多一些的安心及自信，您安心，孩子才會安心。

最後，很感謝每一個讓我有機會陪伴的病童及家庭，面對疾病治療這條路或長或短，但一路上總是看到整個家庭對孩子付出的愛、家人之間的互相扶持，能夠參與這些生命經驗，是我的 privilege。

前言5

在舞動中感受自己存在著

文／許明婷
台大兒童醫院
兒童友善醫療團隊　舞蹈治療師

我常常接觸的都是特別的孩子，如生病對抗病魔癌症的孩子，如眼睛嚴重弱視或看不見的視障生，如無法說話的自閉症、智能不足、ADHD（注意力不足過動症）等的孩子。

常常有人問身體都不舒服，沒力量了，怎麼跳舞！

眼睛看不到，行走都有問題了，怎麼跳舞！

他／她都聽不懂你在說什麼？怎麼跳舞！

我要教他們的不是任何類型的舞蹈，而是他們在舞動中感受自己是存在著——「我舞故我在」。

有時我會經由一些道具或音樂的引導讓孩子發展出屬於自己身體的可能性，沒有太多的框架，鼓勵孩子發揮想像力、創造出屬於自己的舞蹈，即便什麼都不會，只會跟隨模仿的孩子，因為每個人都是獨一無二的個體，只要有耐心與多點觀察力，一定可以發展出屬於自己獨特的律動。

生病的孩子對於自己的身體越來越陌生，越來越沒自信，在舞蹈治療師的引導下，病童可以用不同的方式與自己的身體共處，找回自己的力量，有時雙人共舞時，與治療師或家人會共同創造出情感的流動與連結，這就是隱形的力量。

眼睛看不見的孩子除了小心翼翼，其實還有熱情奔放想自在揮舞的身體，只要在安全的環境下，舞蹈治療師會用口語與雙手輔助的方式，帶領視障生跳舞，當關係與安全感建立完善後，孩子還會自創舞步與編舞，永遠記得每次孩子上完舞蹈治療課後滿足的笑容，並說可以這樣自由自在的跳舞好開心。

特殊的孩子因為無法用言語溝通，而舞蹈治療師卻是用舞蹈與孩子產生連結，當治療師的身體律動與孩子同頻時，雖然他們無法眼神交流與口語表達，但他們會用舞動的方式回應你，每當上完舞蹈治療課後，孩子的情緒都會穩定許多，並且會記得你與他發生的一切美好。

舞蹈治療師總是在與個案互動中，試著發展出不同的可能性，希望孩子可以不要害怕嘗試大膽地釋放自己的肢體與情緒，我相信每個人的內在都有舞動的因子，這些都是人生下就有的本能，試想小 baby 沒有經過舞蹈訓練，聽到音樂都會自然地扭動身體。所以舞蹈治療真的是適合任何人參與，身為舞蹈治療師我感到很榮幸。

前言6

找回安定力量，陪伴一同走過難關

文／文君
台大兒童醫院
兒童癌症護理師

在病房工作時，推著工作車，陪著孩子和疾病奮戰，一筆筆的醫囑、處置，做不完的事讓我必須忽視家屬或是孩童那些紅腫的眼、顫抖的雙肩、因為擔心害怕僵硬的肢體，說服自己，他們會與醫療團隊勇往直前一起奮鬥的，卻沒想到迎來更大的衝擊，家屬與病童已經崩潰得無法收拾。

護理師該是最好的調溫劑，不是只關心儀器量出來冰冷的數字，而是感受種種心情溫度，當籠罩失望無助時點起一點暖光，當充斥憤怒哭泣時安撫高漲情緒，為了正視那些常被忽略的需要，我加入兒童友善醫療團隊。

兒童友善醫療團隊能幫忙的！找回安定力量，成為團隊個案管理師，貼近病童及家屬的心，提供機會和窗口，讓他們慢慢說，說出那些無助與害怕，分享那些驚喜與成長，我們扶助無力的情緒，並不是用魔法讓困難消失，而是凝聚各個職類力量，陪伴一同走過關卡。

而陪伴不是只在醫院、不是只在生病時，面對失落、衝突、死亡，每個好難好難的課題，但我們不因困難而放手。生死非對立，在生的這頭拉起連結，長大雖然停住了，但回憶還是持續，重要的日子，陪伴家人一起哀傷、一起思念，相信在天上的小天使們，看到父母、手足有依靠與陪伴，更能安心翱翔遠行。

我很幸運，在兒童癌症病房陪伴許多不一樣的生命故事，每天都展開一場場無法排練的情境，不管是急迫的、難過的、幸福的、歡樂的，或許你也經歷相同情境，書中的故事一字一句飽含了滿滿的勇氣與力量，希望在看書的你能夠收藏到。

前言7

乘著藝術的羽翼，安頓每個失落悲傷的心靈

文／王蓉瑄
台大兒童醫院
兒童友善醫療團隊　藝術治療師

我曾在，午後病房中看見孤單的身影，獨坐在陪病床上的家屬，眼神無助地看著病榻上的孩子；我曾在，治療室外看見等待孩子治療，充滿焦慮低聲啜泣的家屬；我曾在，加護病房的諮商室裡，感受到父母面對孩子醫療處置想法不一致，彼此顯得漠然；我也曾在病房中，看見久病的孩子和父親，因為禁食問題而相互對罵，彼此流下不解的眼淚；我也曾看見，單親的孩子為了擔心母親過度悲傷，面對病情表現積極正向，但在夜晚獨自承受因害怕未知，而出現嚴重的強迫行為；我也曾看見，不斷復發的孩子，最後禁不起康復的希望之火一

再被澆熄，而精神出了問題；我曾感受到，喪親的家屬面對孩子離世的自責、愧疚與不捨。

失落悲傷是每個人在生命歷程必經的事件，但對於重症病房的孩子與家庭而言，疾病的非預期性所引發一連串的失落，例如：面對健康的失落、外觀改變、自我價值、人際關係、掌控感等等的失落，而又因外在環境受疫情的影響下，訪客、主要照顧者的人數限制、感染控制、提高檢疫等等，更讓住院的孩子和家屬心理倍感壓力。

然而這些困難的時刻所產生的失落悲傷，需要有一處可以承接病童與家庭的心理空間，藝術治療則提供一處過渡性空間，讓現實難熬的困境，暫時有個可以喘息安頓自己悲傷的空間，而藝術的非口語表達特性，讓受限於口語表達的年幼孩子、青少年或家屬將那些難言之隱、無法言說的感受，在治療師的陪伴下，透過自由選擇藝術媒材與創作形式，感到安全與獲得掌控感，在創作歷程中釋放壓力、爬梳思緒、覺察自我、發展能力與看見資源。

期許這本書讓曾經或正在經驗失落悲傷旅程中每位悲傷的孩子與大人，隨著每個故事感受乘著藝術的羽翼與台大友善醫療團隊的陪伴，能自由且安全地允許自己悲傷與經驗悲傷，並在其中找到勇氣。

前言8

當我們同在一起

文／江亦薇
台大兒童醫院
兒童友善醫療團隊 音樂治療師

還記得N年前剛踏入醫院場域工作時，遇到過一個女孩，剛入院，一個人坐在病床上發呆，旁邊則是有爸爸媽媽，跟其他家人陪伴。我拉開病床簾子告知來意，慰問了幾句後，詢問女孩是否有想要聽的歌曲。女孩搖頭。我因為感受到一家人圍繞在病床邊的氣氛，提出是否可以一起歌唱當我們同在一起，女孩點了點頭。然而，在歌唱過程間，女孩開始哭泣，從默默地掉淚，到輕聲地啜泣，最後泣不成聲。我持續歌唱著，但放慢了歌唱速度，讓音樂的流動，支持著她的情緒抒發。媽媽則在一旁，摟著女孩說：「不要怕，我們都在這裡，我們都在這裡……」爸爸解釋道，女孩明天將要一個人去動手術。

也許，沒有今天的「當我們同在一起」，爸爸媽媽就不會知道女孩的害怕與恐懼。也許，沒有今天的「當我們同在一起」，女孩就不會知道，爸爸媽媽也同樣的在擔心著她，他們是多麼想要陪著她！

我告訴女孩：「記得我們今天唱的這首歌，明天的妳不是一個人，而是有大家和妳『同在一起』！」也許這是我唱過最難過的「當我們同在一起」，但對這個女孩來說，我想是最有力量的「當我們同在一起」。

音樂治療在醫療場域中，不單純只是想讓住院、接受治療的病童感到快樂，而是透過音樂來支持與協助病童和其照護者，表達內心感受，滿足內在需求。希望藉由本書的故事，也能讓需要力量的你，找到屬於你自己的音樂！

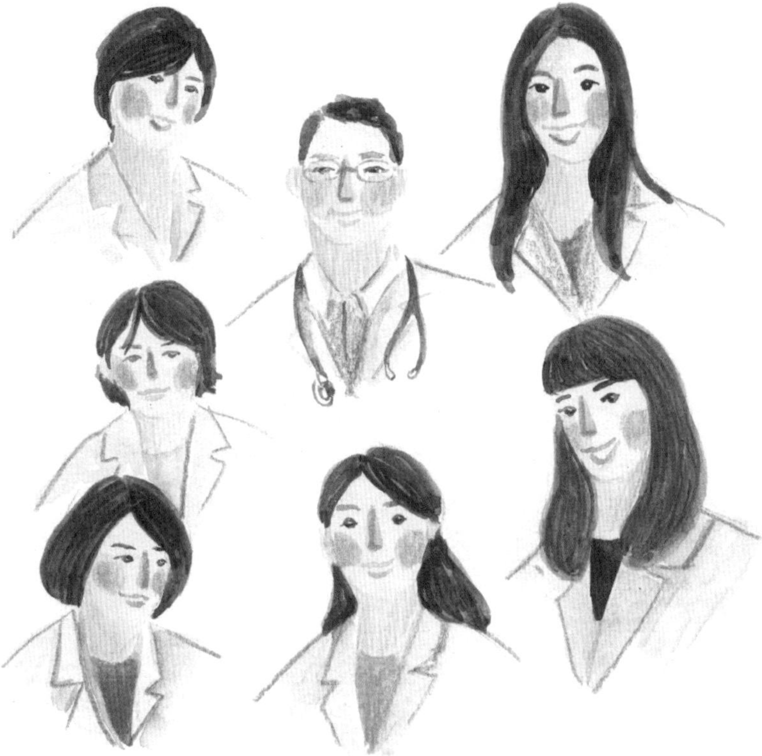

特別感謝

本書特別感謝台大兒童醫院兒童友善醫療團隊提供個案採訪資料收集。
也感謝以下成員持續推動、推廣兒童友善醫療。

職位	人員	經歷
醫師	呂立	國立台灣大學醫學院附設醫院 台大兒童醫院兒童胸腔與加護醫學科 主任 台大兒童醫院兒少保護醫療中心 主任 台大兒童醫院兒童友善醫療專案計畫 召集人 台大兒童醫院兒童安寧緩和醫療整合照護小組 召集人暨團隊醫師
個案管理師	趙芳欣	兒科護理 安寧緩和醫療共照護理師
兒童癌症護理師	高文君	兒童癌症護理

藝術治療師& 兒童醫療輔導師	方美祈	台灣藝術治療學會專業會員 美國註冊認證藝術治療師 ATR-BC 美國兒童醫療輔導師證照 CCLS
兒童醫療輔導師	蕭欣濡	美國兒童醫療輔導師證照 CCLS
藝術治療師	王蓉瑄	台灣藝術治療學會專業會員
音樂治療師	江亦薇	中華民國應用音樂推廣協會專業會員 美國認證音樂治療師 MT-BC
舞蹈治療師	許明婷	台灣舞蹈治療研究協會專業會員 黎明技術學院兼任講師 華岡藝術學校兼任教師 啟明學校舞蹈治療師

本書內容為保護當事人，下列案例敘事情境，會稍做更動改寫。

Story 1

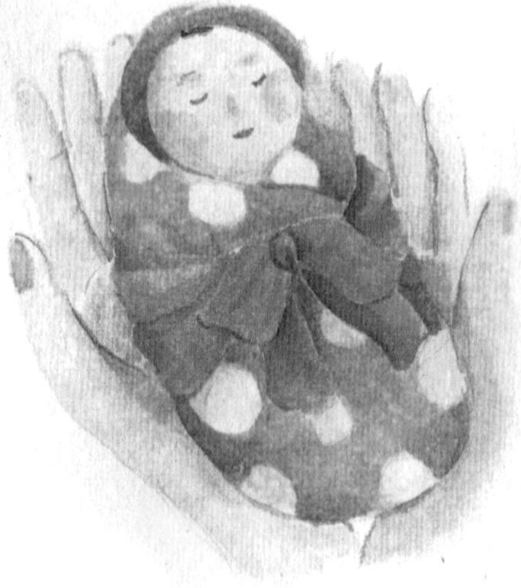

Story 1

一起去冒險吧

放下手邊的工作，關上電腦，她拎了包包準備搭捷運和先生會合去做產檢。結婚這幾年，要不要孩子，好像就是個很自然地在那裡的問題，沒有刻意，但孩子也挑了好一段時間才到來。

邊走邊想著，孩子可能挑了很久吧，不是有一本書說，孩子們在準備降落到世界的時候，會在天使那邊挑來揀去，選他們要哪一個媽媽？

「我要這個，這個媽媽看起來好漂亮！」

「那我要選這個，這個媽媽好溫柔！」

她邊走邊笑了。

「那我是怎麼被孩子選到的呢？等孩子大了，如果真的有那種人家說的胎內記憶，我一定要好好問問他！」

診間人很多，每個準媽媽都以最自在的方式在候診。這天除了固定產檢以外，醫生也會跟他們說基因檢測報告。雖然嚴格來說，還不到高齡產婦，但總是想給孩子最好的，誰不希望每個孩子健健康康，在能力可以負擔的情況下，什麼胎兒基因體檢查都做吧，孩子出生後更貴，哪裡差這一點錢。

輪到她了，和先生一前一後走進去。

「媽媽，我們基因檢測報告出來了，孩子可能有點問題……」

醫生口罩下好像有什麼東西哽住，她懷疑自己聽錯了，心裡喊著：「醫生你說什麼？我沒聽清楚，什麼意思？」

「基因檢測發現，孩子有很高的機率可能會有愛德華氏症（Edwards syndrome；Trisomy 18），這是一個染色體異常出現的情況，一般發生率僅次於唐氏症。這樣的孩子一出生就會有症狀，可能會有肢體障礙、先天性心臟缺陷、腎臟萎縮、腦部神經發展遲緩的狀況。」

先生緊緊地握住她的手，像怕鬆了會丟失什麼，牢牢地不放。

醫生接著說：「一半的孩子可能會在懷孕過程中就不會有生命，也就是一般我們說的胎死腹中，還是有一半的機會可以正常生下來，但是很少有孩子會活超過一年，是個死亡率很高的疾病，百分之九十的孩子活不過一年。」

「為什麼會這樣?是我的問題嗎?」她完全沒發現，自己的聲音，在顫抖。

「媽媽妳不要這樣說，染色體異常的發生，跟媽媽懷孕的狀況或年紀，沒有絕對的關係。

我知道這是個很難的決定，你們可以討論，孩子要不要留下來⋯⋯」

走出了診間，她和先生，結了帳，走出醫院，坐在車子裡，兩個人，一句話都沒有說。兩個人，沒有發動車子，坐在停車場裡。

她看著先生，眼淚一直從眼眶流下來。她淚眼中的另一個人，也是淚眼，先生拿下自己的眼鏡，兩人在車裡，抱著，哭不出聲。

「我不想親手殺了自己的孩子。」

她對醫生和心裡的自己說著，周邊人的各種聲音，在這個時候都會越來越小聲，只聽得見自己的聲音，自己和孩子的心跳聲音。

周邊好多聲音，長輩、朋友，每個人都擔心她和她的孩子，她只想說，「謝謝你們這麼多的關心，都是心疼，我明白。」

但不管怎樣，最後決定是屬於自己的，無論好壞，都是母親的決定。

女孩出生後，萬幸，教科書上明列的百百種症狀，只出現了幾個。一路長大，也沒開多餘的刀，除了必要的疝氣、先天心臟病的刀，每當醫生說需要手術，他們就回台大醫院，進進出出，有早療團隊的陪伴，有兒童友善醫療的照料，照顧小女孩，也照看著媽媽。

你說這樣對孩子來說已經是個大手術、很多折磨了？

「是啊，但孩子想要活下來啊！」媽媽心裡微笑說。

孩子每一次都活下來了。從一開始醫生說的百分之九十的孩子活不到第一年，到現在，她可以和新生的弟弟一起學爬、學走路，她一直在努力著，跟著弟弟學爬、試著抓玩具，抓到了喜歡的蝴蝶玩偶開心地笑著，媽媽也一直努力著，「孩子，妳在我心中，和其他孩子沒有不一樣。」

幾次回診，醫師都驚訝地說，這是奇蹟吧！長大的過程中沒有過多的早療，孩子竟然也能有這樣的行動能力和活力。是啊，是奇蹟，她心裡想著，只要還能擁有一樣的日子就是種奇蹟啊！

轉眼孩子過了兩歲，又比醫生一開始說的那些機率，再往前了一點點。這一次，心臟的缺損又再大了一點，這個刀，開還是不開？

這一次，好像孩子自己決定的，小女孩還是離開了。

回想這兩年和孩子的時光，媽媽靜靜地說著：「我們這一輩子沒遇到什麼困難，怎麼孩子一出生就這麼難？但是如果孩子妳選到了我當妳的媽媽，是不是我們就可以陪妳一起走走看？怎麼可以只有讓妳一個人這麼難，要一起吧！」媽媽笑著說：「我很感謝自己當時做了這個決定，我們這兩年很快樂。」

媽媽說：「妳知道嗎？那一次基因檢測之後，我就再也不敢去做產檢了，哈哈，我是個不乖的產婦。說真的，我當時不想再聽到更壞的消息了。」

她笑著：「已經這麼糟了，不能再給我更壞的消息了，我們就試試看，孩子自己要不要來，要不要來跟我們一起走這段這麼難的旅程，不對，不是旅程，這是一段冒險！孩子如果想要一起來冒險，就來吧，我們一起去這個世界冒險，看看這個世界還會有多難的事情在等我們打敗，還會有多好玩的事情，讓我們一起體驗。」

兒童友善醫療的團隊很想跟每一位勇敢的媽媽說——

無論往前還是停下，都是值得尊敬的勇敢選擇，其實只要妳有勇氣做決定，不論這個決定是法律上的建議還是妳自己心裡的方向，一旦做了決定就不要問時間的長短，我們都會陪你們一起。

勇氣是一個玄妙的東西，只要妳有勇氣，我們會感受到，這時候只要信任妳的醫療團隊，信任孩子的醫療團隊，信任我們，我們會一起接住妳，不論妳從哪個地方開始墜落，我們都會接住妳。

知道懷孕的那一刻起，那不能言語的快樂和妳對孩子的愛絕對不會停止，不論孩子的缺陷是什麼，妳都有力量做決定，沒有對的和錯的決定，不管多困難的決定，只要是理智的對談，妳都能在很多幫助下勝任妳的決定。

媽媽們，孩子生病不是妳的錯。很多先天的缺陷，根本跟遺傳沒有關係，跟爸媽沒有關係，跟妳年紀多大生下來沒有關係，跟妳下一胎是不是還會有健康的孩子沒有關係。

也想和媽媽的親友和阿公阿嬤們說——

孩子生病不是媽媽的錯，不是媽媽上輩子的業障因果，不是她們做了什麼壞事。

如果你真的無法歡欣鼓舞地迎接孩子到世界來，因為你知道孩子生病來到這裡會受很多苦，就像你疼愛你的孩子一樣。

我們知道你們都是捨不得他們苦，但請你至少不要讓爸媽一直自責、內疚、無力，這些跟事實沒有關係。我們無法預知每個孩子的下一步，也許今天這個孩子不是生下來就帶著病，他也可能在未來長大的不同時刻，碰到更多更大的挑戰和困境。我們能不能不要再責怪做決定的父母，而是盡力陪伴他們、支持他們的決定？

很有趣，生下來有缺陷或生病的孩子，其實他們自己的眼睛是看不到自己生病的。不論他們能夠活到多大，孩子的眼中看到的是我們大人們眼中的他們，我們看他們是恩典，他們就是恩典；我們看他們是遺憾，他們就是遺憾。孩子可以在大人或照顧者和他們的互動中，感受用心，感受到我們歡迎他們的到來。

歡慶每個生命的到來或準備每個生命不得不的終止，決定沒有對錯，也從來不是妳／你的對錯。

一起冒險吧，不論我們選擇哪一條路，孩子選了妳當媽媽，我們就一起去冒險吧！我們會一起接住妳們，不論從哪個時候開始，會一起接住妳們！

Story 2

說出來，我們很害怕

有的時候，當家長聽到孩子診斷出癌症的時候，第一個念頭是放棄，因為聽到癌症就是可怕、就是無法治癒。但其實兒童癌症如果及早診斷、配合醫師治療，有百分之七十以上是有機會有很好的預後的。

很多時候，爸媽的放棄或對讓孩子接受治療的意願來自長輩或是其他人的關心和介入。

可能家裡的長輩覺得這沒救了，才剛出生就這樣，算了，帶回家。可能覺得，去宮廟讓神明來幫忙比在醫院有效，醫生都是騙人的。可能覺得，啊，就上輩子造孽啊，小孩替你還，你就放手不要讓小孩受苦……

這些在人們六神無主的時候聽起來，好像都是體貼，也都合理。不夠堅定的時候，可能會忘記，你才是孩子的爸媽，你是孩子的爸媽，你是孩子的爸媽，來，讓我們念三次。你／妳才能決定怎麼辦，不是這些善意的其他人。

更多時候，爸媽太害怕了，所以想要放棄，而這些害怕來自再合理不過的未知。

未知，誰照顧過需要化療的孩子？如果自家長輩生病了，很多時候老父親生病是老媽媽照顧，還有其他兄弟姊妹一起幫忙，或是有看護幫忙。沒有人有太多需要長期抗戰好幾個月甚至好多年進出醫院照顧生病孩子的經驗（我也衷心禱告大家不要有）。不知道雙薪家庭或是家裡還有其他孩子的，怎麼辦。

未知，第一次看到兒童癌症病房的孩子，可能掛著點滴，可能因為藥物副作用很不舒服躺床上，可能需要額外暫時的呼吸器呼吸照護，可能需要助行的枴杖或輪椅，可能因為去治療室打背針所以被麻醉後用床帶下來，這些一開始看到，一定會害怕，一定會不知道你的孩子會發展到哪裡。

未知，不知道這些艱澀的醫療術語，不知道醫生護理師口裡說的紅藥黃藥藍藥是什麼，一個口令一個動作，不知道每個檢查會怎麼樣，不知道這個療程後怎麼辦。

未知，不知道隔壁床的孩子怎麼了，不知道這會不會發生在自己的孩子身上。

未知，不知道治療要多久、會不會到時候沒有足夠錢讓孩子看病，不知道醫生說的那些可能要自己付的藥物或是治療到底多少錢，不知道這些會不會讓孩子好。

這些都很合理，真的，這些害怕都合理正常得不得了。

但是我們不是孤單的，友善醫療團隊是一個可以陪伴支持聆聽的力量，只要我們願意，說出來。

說出來，我們很害怕，我們比孩子還害怕。說出來，我們很害怕，害怕沒有幫忙，害怕孤軍奮鬥。說出來，我們很害怕，如果治療費用高昂，我沒有足夠的積蓄或資源，我的愧疚感會壓垮我自己和我的家庭。說出來，我們很害怕，我們怕孩子受苦。說出來，我們很害怕，我們怕如果真的沒有想像中好，怎麼有勇氣去面對，每一天比每一天還要再透明、再遠離我們一點的孩子……

兒童友善醫療團隊就是可以傾聽我們這些害怕的人，說出來，不一定馬上得到解答，但是他們可以協助我們，找到情緒抒發的方式，找到其他社工資源，找到其他可以一起想辦法的基金會。

不論，治療的旅程在哪個位置，都會有人承接一點點我們想要分攤的重量。不要忘了，百分之七十甚至更高機率的兒童癌症孩子，是有機會治癒的。

不要害怕說出來，我們需要幫忙！

Story 3

COVID 風暴

COVID的這兩年，對兒童醫院是很巨大的挑戰。

兒童加護病房的調度和專責病房的啟動是大工程。醫護人員一個一個確診之後，怎麼輪班回來照顧孩子，確保照顧孩子的人力足夠。怎麼確保在化療中，免疫系統已經咪帽帽（台語）的兒癌孩子可以更好的遠離感染。怎麼同時照護在院內已經感染COVID的兒癌孩子和家屬？都是這兩年在醫務安排很難的議題。

但這些，都有所謂的SOP、有中央流行疫情指揮中心的記者會，這些是硬梆梆的規則。

台大醫院的病房裡，很多都是本來就有重大傷病的孩子，可能都在很關鍵的治療階段，很可能一個肺部感染會加速他離開遠去。這些，對在台大醫院的醫護、友善醫療團隊和創造性藝術治療師團隊都是更難的問題。

在這次的採訪裡面，有幾個故事是孩子們在加護病房的心情和創造性藝術治療師們的互動，當時我問了友善醫療團隊的治療師們：「COVID 呢？我們有沒有一些 COVID 的故事可以分享？COVID 中我們能做些什麼幫助這些生病的孩子？」

治療師們反而沉默了，因為 COVID 不單只是隔離了孩子在專責病房，也隔離了很多家庭和生病的孩子繼續接受醫療輔導或創造性藝術治療的機會。因為感染控制的問題避免接觸，保護重大傷病的孩子們與家屬感染的機率。

這兩年，孩子們和照顧者都成為了更孤獨的人，治療師們伸手幫忙的機會受限。

友善醫療團隊的治療師們在醫院工作，也是很危險的族群。當他們分享同時是生病的人和照顧者的角色時，我驚覺，是啊，治療師們也是父母親、家裡也有小小孩或高齡長輩，他們如果繼續在醫院提供這些服務，家人也會有很高的風險。

但是治療師們告訴我，當他們被醫院通知可能生病或需要被匡列在家隔離的時候，每個人做的第一件事情都是趕緊打開自己的行事曆，看看過去幾天接觸了哪些病房的孩子，他們得快點通知這些孩子和他們的照顧者，好好注意身體狀況，而不是先擔心自己的健康。

他們服務的孩子，比其他孩子更脆弱、更需要一個安全的環境完成治療，這些他們比誰都更清楚。

治療師們也發現，可能家裡有重大傷病、或正在化療療程中免疫力很低的孩子，所以這些家庭本來就對感染控制特別小心注意，不論是戴口罩、勤洗手、維持個人衛生習慣和避免出入公共場所和聚會，他們都實踐得比一般家庭徹底。

COVID的戰場，就這樣在兒童醫院蔓延了兩年，兩年間，每個醫護團隊和友善醫療團隊的治療師，無不上緊發條，戰戰兢兢。

如果孩子真的不幸確診重症，需要被一個人隔離在專責隔離病房或加護病房的時候，對這些家庭，喔，不，我想是對所有的家庭都是很大的衝擊。

你看不到、摸不到、抱不到自己的孩子，他每天的狀況，你都不知道，只能每天等一通護理師或共照護理師的電話，不能去探視他們，因為你也在被居家隔離中。

孩子本來已經病了，再加上這樣的考驗，可能上了呼吸器、可能上了葉克膜，那種巨大的折磨在後面的追蹤，不論孩子復原狀態，都對家長有很大的創傷。友善醫療團隊這時候能做的，是盡可能提供家長更多資訊及孩子的現況，幫助焦急且無助的家長和照顧者知道孩子們正乖乖地努力著，醫護團隊也都卯足全力和孩子一起挺過來，讓家長放心，讓孩子安心，也讓醫護團隊專注提供治療。

台大兒童友善醫療團隊和創造性藝術治療團隊也發展出一些隔離的時候可以和孩子互動，繼續提供創造性藝術治療的方式和協助隔離中的重大傷病家庭調適壓力的方法。

舞蹈治療師會和住院的孩子視訊連線，平常可以一起手拉手跳的舞，現在變成視訊跳舞，舞蹈治療師笑說，她覺得自己好像變成幼幼台的大姐姐，孩子們不一定能跟上她的腳步或動作，但孩子看得歡樂，效果也達到了。

音樂治療師會提早把小樂器消毒，一包一包送到病床，線上和孩子唱歌、聽音樂，結束後再一包一包收回來，為下次的治療做準備。

藝術治療師也會預先把材料包準備好，在各自的空間可以用空白紙張做畫，螢幕兩邊各自畫上不同的線條，讓孩子自由發揮說故事。治療師也發現，Line 不同對話場景的置換，也提供了孩子創作和玩耍的空間，比如說生日場景，可以引導孩子說出內心的願望，即便是比較少話或是害羞的孩子，也可以用濾鏡做不同的舞台情境創作，孩子和陪病的照顧者可以一起抒發心情；有的孩子還特別製作小口罩，給她的玩具兔子戴上，或是捏了小紙球模擬在戶外踢球，在螢幕兩端孩子和治療師就這樣互動起來。

因為平時就是一圈又一圈的同心圓守護這些重大傷病的孩子，醫護和友善醫療團隊常常都在做這些生病孩子的哆啦A夢，這些彈性和體貼，在這個時候，更是整個醫療團隊動員起來一起完成的。

如果不是COVID，我想台灣的家長，家裡孩子一直健健康康長大的，很可能從來沒有想過——

原來昨天活蹦亂跳的孩子，真的會因為今天一個急性流行病說走就走，人就沒了……

原來台灣的兒科專責醫院這麼少，不是我們送家裡附近一家很大的區域或地區醫院他們都有能力收治中、重症的孩子……

原來台灣專門給兒科的加護病房這麼少，平常這些床就幾乎是滿的，當我們需要更多的兒科加護病房時，竟然如此短缺……

原來不是每個兒童或新生兒加護病房，都有足夠的先進儀器、維生儀器、呼吸治療設備……

原來不是每個兒童醫院都可以收中、重症的孩子，孩子還會需要掛著氧氣躺在救護車被拉到其他醫院……

原來不是每個急診都有兒科……

原來我們國家，給這個國家孩子的醫療資源這麼少或是不平均……

原來我們的孩子今天如果生病，整體體系竟然這麼脆弱……

原來有這麼多，我們過去沒有注意到的事情，但孩子因為有你們的福氣和照顧，都健康長大不需要碰到這些挑戰。

原來，我們如果現在要來亡羊補牢，還有好多好多事情需要做，千頭萬緒。

原來，如果連給孩子的醫療資源都不均，那麼如果其他的孩子也需要友善醫療團隊的幫助，是不是也不夠？

這些事情，都讓我們震驚。孩子要成為一個完整健康的孩子，絕對不是只有醫療，很多醫療做不到的事情，我們需要不同的專業去幫忙，而這些資源，也是未來在很多政策討論、資源分配下，很容易因為沒有了 COVID，或是人們忘記了那些在螢幕前因為失去孩子而撕心裂肺的爸媽的臉孔，因為沒有人再提起或提醒，就又被忽略了。

我們能為我們的孩子做什麼？我們應該為我們的孩子做些什麼，但這需要很多人一起把這件事情，當成一件固定要被討論的事、要有足夠資源的事情、要有很多人關心然後督促每一個手上有權力的人，在他們的立法、執行、預算分配上，都要記住這兩年給孩子的太少，也要記住我們希望孩子的未來，不是只有依靠醫療。

這些都需要我們，不是只有 COIVD 期間，我們不要忘記，以後，需要的可能是我們自己的孩子，或著我們孩子的孩子。

Story 4

忽然離開

小孩們的笑聲此起彼落。小慈和小為圍著溜滑梯轉圈圈，剛剛兩個人才在沙坑打仗，也去丟過水球，這麼熱的天，水球打在身上好涼快好舒服。

小豪和佑佑在軟綿綿地草地上滾滾滾，他們還不會爬還不會跑，但可以滾滾滾，一直滾滾滾。滾累了，躺在草地上，小豪和佑佑把自己的臉埋在小雛菊裡面，喜歡白色小花的香味，喜歡臉上搔癢的味道，好像跟躺在被窩一樣舒服溫暖。

小慈和小為大字形的躺著，看天上的雲變成各種形狀，那邊有一隻大象，那邊有一個飛機，那邊還有一個愛心的雲。小慈說，上次跟爺爺還有爸媽去動物園，他真的有看到一個大象，大象旁邊還有小象，就像他和爸爸媽媽一樣。小為比著飛機說，我上次有和媽媽打勾勾，以後我們要坐飛機出去玩，我想要去好多地方，迪士尼樂園還有那個小小兵樂園，我們說好要坐飛機去玩。

涼風吹拂，好舒服。

小為坐起了身子，問了小慈，他們為什麼還這麼難過？幾個孩子看了看所在的漂浮城堡下，一片慌亂的急診室。裡面每個大人都在哭，媽媽在哭，爺爺在哭，爸爸在哭，阿姨在哭。

草底的邊緣，是一片藍天，這是一個大大的城堡。孩子們覺得自己在城堡裡很安全，但是底下大聲嚎哭的聲音，未曾停下來。

昨天之後一切都暫停了，急診裡哭泣的人們都停在那個時候了。

停在媽媽發現小豪在家裡的小床上停止了呼吸的時候。
停在保母阿姨發現佑佑嘴唇發紫，急著打電話給救護車的時候。
停在爺爺帶小慈去公園玩，回家的路上突然一台車衝出來的時候。

Story 4

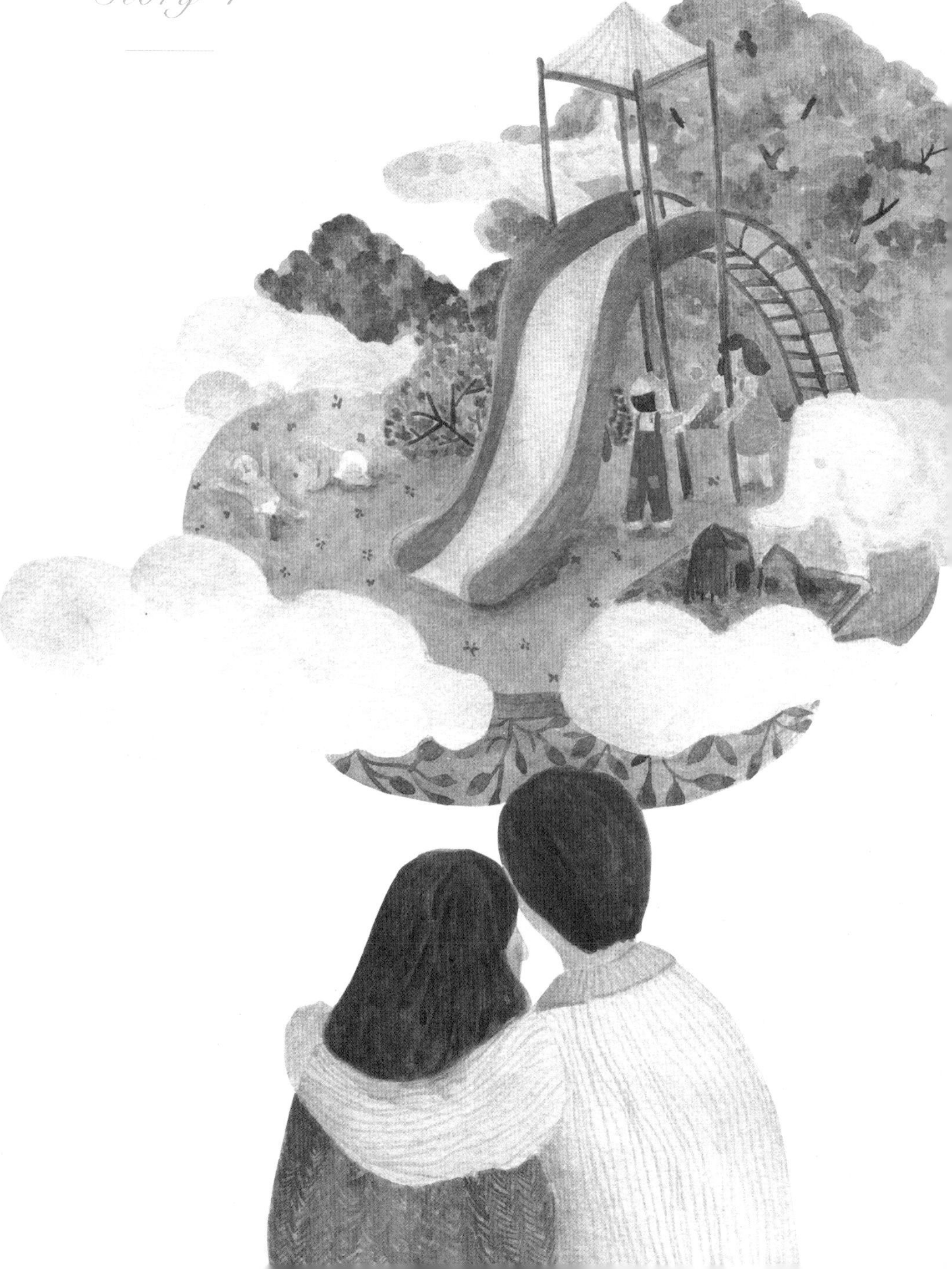

停在小為和爸媽去海邊玩，忽然一個大浪打過來，沖開了他和爸爸牽著的手的時候。

時間都停了，然後人們一直哭，所有人的人生在那一刻都停止，沒有明天，只有昨天的那個時候。

沒有一個爸媽會看到孩子在精心布置的房間裡，一睡就沒有醒過來。在身心正常的狀況下，也不會有保母阿姨，會故意讓孩子死掉，不是人們說的側睡，不是人們說的你讓他溢奶，不是人們說的你沒有看好孩子。

台灣一年大約會有一千三百個左右嬰兒猝死症的病例，嬰兒猝死症目前還沒有特定的原因，可能是環境，可能是照顧者，可能是孩子先天的早產或其他併發症，可能永遠都不知道什麼原因。

但人們總是第一時間，看著抱著孩子哭的泣不成聲的爸媽，看著不知所措的保母阿姨，對，就是你們，你們沒照顧好，是，是你們！

醫院醫師和社工會先翻找孩子身上有沒有施虐的跡象，有沒有疏於照顧的可能，卻沒有人會去照看心碎到死一夕之間失去孩子的父母和照顧者。

就算最後醫學上證實孩子不幸可能就是嬰兒猝死症，到那一刻，爸媽和照顧者並沒有要求那些懷疑的眼神還他們公道，但也沒人會往前，擁抱他們，讓他們盡情哭泣悲傷和與孩子好好告別。

兒童事故傷害一直是台灣兒童死亡率的第三位，呼吸的意外威脅、運輸事故、意外溺水是前三位。

沒有一個照顧者會預想得到，你們只是好好走在路上，就會有一台車子衝撞，反應的時間不及幾秒，孩子到醫院前已經是低血溶性休克和多重器官衰竭，爺爺抱著孩子破了的水壺，看著急診急救，看著奔進來的爸媽。

沒有人會想到，這是個安全的海域，全家已經來這裡玩過不下數十趟，今天萬里無雲，氣象預告正常，會有一個你沒想過的大浪，沖開了你和孩子緊握著的手，你不可能放開手的，你要怎麼告訴事後看著你的那些眼神，你是絕對不可能主動放開孩子的手的。

後來記得的，也只是急診一次一次急救的吵雜聲，各種維生機器的聲音，各種人們大聲呼喊讓道，然後你站在走廊，所有聲音好像有什麼但你又聽不到他們在跟你說的是什麼。

等著你的是冰冷的孩子，很多後面要處理的事情，還有別人不忍心問你到底怎麼發生的。但你會問你自己一遍又一遍、一遍又一遍的，事情怎麼會發生的，你怎麼沒擋在那台車前面，你怎麼讓大浪沖開了你們的手，怎麼會，怎麼會沒有？

很少有人會在這個時候，去照顧這些還活著的，但是需要更需要被好好照顧的，留下來的，孩子忽然不在了的人們。

嬰兒猝死的孩子，媽媽承擔了很多質疑，孩子是不是妳生出來有什麼問題？保母阿姨過去對孩子視如己出，被親友追打，妳是不是沒看好孩子？爺爺沒擋在孩子前面的那台車，一直問自己，如果那天我不要帶他出去玩，是不是一切就不會發生了？

有幾次，兒童友善醫療的團隊被通知到了急診，來不及服務不同狀況的孩子，孩子可能來不及開刀、來不及送 ICU，瞬間就沒了。社工們只能在急診陪伴留下來的家人，但家人們的時間永遠凍結在昨天之前，不會再往前了。

其實，不論我們有多做了什麼或沒有多做什麼、少做什麼，都不會阻止這些事情發生，沒有人可以避免，這種意外。但是那個內疚和自責，會是每個照顧者走過悲傷的過程，孩子頭髮的味道，溫度和笑聲，會成為最後的昨天無法忘記但又很怕哪天會遺忘的部分。

在天上的孩子們已經在一起玩耍，但是他們會疑惑你為什麼一直抓著他哭。孩子會說，我根本沒有怪你們，爸爸媽媽爺爺阿姨，我知道你們不可能想故意傷害我，就像我也不會想傷害你們，你們不要再那麼悲傷了。

我好愛你們，孩子心裡會這樣說的。

我還是忍不住一直想，孩子在天上選他要去哪個爸爸媽媽家的時候，是選禮物選好的，不論是選好生病的禮物，或是來世上短短時間的禮物，他們都是自己選的挑戰，但是多大的挑戰就會伴隨多大的快樂和信任。

孩子信任你／妳有這個能力，不論發生什麼事情，你們就是會帶他走過這個旅程的父母，他們選好的！

醫療社工和老師們想跟你們說，在每個意外當下，當時不論誰陪伴孩子，你們一定都覺得全家都在怪你／妳們，沒有把孩子照看好。

你有沒有想過，其實那些你以為責備你的人，其實最擔心的是你，他們都比你想像中的擔心你，只是他們沒有學習怎麼在這麼痛苦的時候站在你旁邊，輕輕拍你的肩膀，說他們都在，他們陪伴。

我們的社會或醫療環境，把焦點放在生病的人們，生病的孩子和生病的大人，但我們太專注在他們的病痛，常常忘記身旁照顧他們的爸媽、阿公阿嬤、至親手足或是配偶夫妻，他們也需要我們告訴他們，我們在，不論你接下來要和你摯愛的家人走什麼樣的旅程，我們在。

有一天，一定會有一天，我們資源夠多，我們的愛和同理更多，這樣的支持和幫助都會更完整。不希望我們用到這些，但我們會因為這樣的安排得到救贖。

有一天，社工老師和個管師跟我說，「孩子媽媽妳知道嗎，我們在台大兒童醫院那一棟的婦產科碰到小為媽媽，她笑著說，我把孩子生回來了，她應該只是忘了帶東西，她現在記得要回來拿了，孩子回來了。」

Story 5

先到終點，我們會再碰面

他們是一對兄弟，是那種一見到就會喜歡上的討喜的男孩兄弟，差了兩歲。哥哥出生後沒多久就成為兒童癌症病房的資深病人，進進出出好些年。

媽媽分不開身，沒有選擇，兄弟倆一個需要頻繁進出醫院的時候，另外一個就是家裡的爸爸、阿公阿嬤一起照顧。

男孩在醫院久了，成了五、六歲那個年紀組的小隊長，不得不的成熟和懂事。碰到隔壁床新確診的孩子，因為住院不安或是療程的不舒適一直生氣哭鬧，他會拉開簾子跟隔壁孩子說：「不要生氣喔，你生氣的話壞細胞會越長越大喔！」隔壁孩子也就似懂非懂地，安靜下來了。

媽媽一路都是以成熟的方式和孩子溝通，就這樣把醫院當家了，有時候過年也不能回家，都在醫院，也瞞不住什麼。所以會主動解釋生了什麼病、現在我們走到哪一步了，孩子總是聽著配合著，不主動問媽媽接下來要做什麼治療。

有一天，藝術治療師和孩子一起創作的時候，聊起天來。孩子用治療師帶來的素材，做了一組顏色很酷炫的飛鏢，是有螺旋那種，看起來會咻咻咻飛很快的那一種。

治療師說：「你看你飛鏢如果飛很快，可以追到身體裡面那些壞細胞就好了。」

小男孩停下來，用很嚴肅的表情問治療師：「妳覺得醫生一定會找到可以抓到我壞細胞的藥嗎？」是啊，就是這麼早熟、讓人不捨的孩子。

直到有一天，媽媽跟孩子說：「醫生北北說沒有藥了，我們找不到藥了。」

日子還是得過，藝術治療的課還是按照原來的時間約下去。治療師不會問孩子的病況到了哪裡，不會問還有多少時間，但可以從來照顧的媽媽，或來探望的爸爸臉上益發沉重的表情，發現可能的線索。

孩子越來越虛弱了，躺在床上的時間越來越長，點滴從一個、掛到兩個、掛到三個，掛成一棵樹。

這堂課，治療師和孩子用黏土捏大富翁的角色模型。孩子累了，捏得很吃力，他捏了三個人之後，第四個人捏不下去，他想睡了。他跟治療師說：「這是我們家四個人，爸爸、媽媽、弟弟還有我。」治療師說：「沒關係，我們下一次再來完成它。」

到了下一堂課約定的時間，藝術治療師到了病房。一出電梯就看到男孩坐在護理站的椅子上轉圈圈，把護理站的旋轉椅當公園裡的遊樂場，轉個不停。治療師看到，嚇了一跳，咦，前幾天看還很虛弱地躺在床上，今天狀況怎麼這麼好，是忽然好轉了嗎？

治療師叫了男孩的名字，男孩轉圈圈停下來，跟治療師說，喔，那個誰誰誰，他死了。治療師震驚，衝到病房門口，才看見家人、護理師和醫師，圍在床邊，小男孩已經走了，剛剛走。她回頭看轉圈圈的男孩，啊，是弟弟啊。

孩子離世，家人很多情緒需要處理，那個時候，沒人顧得上臨時被爸爸拎過來的弟弟。治療師想了下，問媽媽，可不可以讓她帶弟弟到隔壁遊戲室念故事，讓他們先處理事情。媽媽點頭致謝後，治療師就帶著他去隔壁了。

哥哥生病這些年，弟弟幾乎沒有到過醫院，可能是刻意的安排，也可能覺得反正每次療程告一段落，就會帶哥哥回家。所以醫院裡其他護理師、醫師和治療師都沒有見過這個活蹦亂跳的弟弟。

病房遊戲室是一個很舒適的空間，木頭地板、彩繪牆壁，大大的落地窗灑落下午的陽光。弟弟很安靜，不哭也不多說什麼，治療師拿了一本關於死亡的繪本跟他一起看，裡面講了人可能會因為生病、老去或是戰爭死亡，中立客觀地描述這個過程，還有一般人們面對死亡可能會有的情緒，你可以悲傷，你可以很憤怒，弟弟還是很安靜，沒有講話。

治療師想到了哥哥最後沒有完成的大富翁角色作品，問弟弟：「你會不會想幫哥哥完成這個最後一個角色的黏土模型？」弟弟沒有說好或不好。

這時候，在病房的家人過來找弟弟回去，弟弟回病房的空檔，治療師跑回辦公室取哥哥做一半的作品。

回到病房，看見弟弟雙手拭著淚，還是沒有跟家人說話，一個人站在旁邊。治療師又牽著他的手，到隔壁遊戲室，弟弟啜泣完，情緒收了一點，安靜地拿起黏土開始幫哥哥完成他的最後一件作品。

他先捏完一個人，讓大富翁的黏土模型有四個人。再拿一張大圖畫紙，畫了一個透天厝。有一樓客廳、二樓好幾個房間，還有外面空地他和哥哥的腳踏車。他跟治療師一一解說：「這是爸爸媽媽的房間，這是阿公阿嬤，這是我和哥哥的房間，我們放假或是哥哥從醫院回來，都會一起去騎腳踏車。」

接著，他把捏好的大富翁挪到他自己畫好的透天厝圖。四個人，他挪了一個去圖上，最後一個他捏的哥哥，跳跳跳的，好像真的在玩大富翁，停在家裡。其他三個人，在畫的外面留白的地方。

「哥哥先在家裡等我們，跟玩大富翁一樣，他先到終點，有一天我們全家也會一起碰面，回到我們的家，他只是先在房間，等我們而已……」他露出若無其事的表情，笑笑地說。

病房裡，大人們哭得悲傷，但他必須回病房了，治療師問他，你要把哥哥的作品和你的作品一起帶過去嗎？他點點頭，把畫捲了起來，把模型收到口袋裡，左邊兩個，右邊塞了兩個。

走回病房，爸爸媽媽抱著他大哭，他邊擦眼淚，但感覺出來，他冷靜地消化了情緒，從這一刻起，就只剩他要支撐爸爸媽媽了。

在這種時候，大人們都還在處理自己的情緒，沒有人有餘裕或有能力處理旁邊的大小孩或小小孩的心情。孩子可能很多話想說，但言語說不出來，這時候友善醫療團隊的夥伴，可以協助他們一起整理情緒，在沒有大人的情緒影響下，找到空間整理他們的心情。

藝術治療說，即便後面沒有再追蹤這個家庭個案，但那天弟弟的從容，和爸媽的擁抱，她相信他們會很好的，治療師也很慶幸自己那個時間有依約出現，有機會陪他們一程。

是啊，我們都只是先到終點還是晚一點到而已，如果相信摯愛家人會在我們最愛的家先等我們，那傷痛，會不會，少一點呢？會吧，會少一點的吧！

Story 6

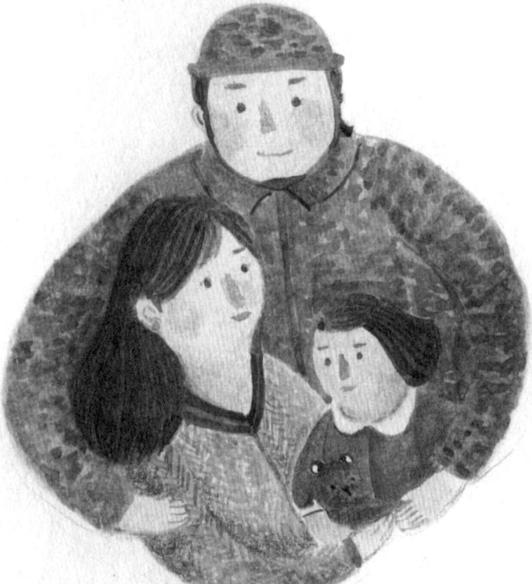

Story 6

我要活到兩百歲

兒童醫院病房常常會有媽媽帶著兩個孩子一起住院，一個需要住院，一個還小；有的時候是媽媽牽著一個推著點滴在病房散步，身上揹著一個；有時候是媽媽陪一個在房間裡打藥，小的弟妹在走廊和其他孩子玩。孩子還小，一個都放不下，媽媽像隻超級大袋鼠，到哪裡都拎著每一個孩子。

小男孩是台大醫院的資深小隊長了，進出醫院前後六年，護理師、主治醫師和友善醫療團隊的治療師們，看著小男孩一路跟癌症對抗，也看著小妹妹跟著哥哥長大，從被媽媽帶來陪住院會光著腳丫失控地在走廊玩耍奔跑，到會知道要陪媽媽一起跟哥哥上山下海玩。跟媽媽哥哥一起住院的時候，就三個人擠在一張單人床上，很擠但是每天都很快樂，因為在一起。

媽媽是從遠方嫁來台灣的，什麼樣的機緣沒有多問，儘管有著中西文化的差異，但很明顯地，這兩個孩子就是她在這裡唯一的依靠，也是給她無窮力量的源頭。媽媽很年輕漂亮，跟醫護團隊的互動也很好，她會和照顧孩子的護理師或是藝術治療師、共照護理師分享她的心情，她的朋友都在醫院，同期的其他孩子、戰友媽媽，有同舟一命的悲憤，更有同仇敵愾的勇氣。

媽媽說過，她的爸爸媽媽在她小時候，儘管物質生活不是很好，但給她很多的愛和安全感，即便今天她的新家庭在台灣不是美滿，她也放下了期待，放下和公公婆婆的緊張和對立，放下了和先生的疏遠，放下了對先生心思不在這裡的埋怨，放下了她不知道怎麼辦的自怨自艾。眼中就是兩個孩子，沒有其他值得她再浪費心思爭吵的人事物，就是孩子。

是啊，媽媽眼中、心中，就是孩子，這時候其他會讓媽媽心碎心煩的事情，都不是事情了。

男孩一路從發病的五歲，一路進出醫院到十歲的大孩子。在這五、六年間，主治醫生和媽媽都知道，孩子會有一個終點，只是不知道能夠到幾歲。難治型急性骨髓性白血病（Relapsed or Refractory Acute Myeloid Leukemia, R/R AML），兩個英文R，代表的就是會一直復發、一直惡化，藥物可以壓下來一陣子，但是過一陣子就是會再出來。

你怎麼準備？孩子會有終點，你會做些什麼？

媽媽買了很多的藝術創作媒材，讓哥哥和妹妹在醫院的時候可以一起畫畫、創作。每次藝術治療師來上課的時候，媽媽也會想在旁陪伴，如果我們刻意忽略周圍的點滴、白色的牆壁和粉色的簾子，病房和家裡可以一起玩的客廳沒有什麼兩樣。媽媽沒有刻意布置，但你走進他們三人的空間，就會知道，那是他們家。媽媽做的，和在家裡沒有差別，滿足兩個孩子不一樣的需求，讓他們即便三人窩在一個小空間很長時間，也不會覺得哪個孩子失去了關愛，或是任何一個人的感受被忽略。唯一的困擾，大概就是妹妹太自在，在醫院走廊光腳丫跑的時候玩太瘋，偶爾會被護理師拎回病房吧！

哥哥從五歲開始來醫院，經歷了不同的治療階段，也有機會到小學上學再回醫院、再回學校。哥哥很想要上學，會自己跟藝術治療師要考卷考自己，用治療師帶來的素材摺出紙書包，用創作來彌補自己沒辦法去學校的遺憾，有一次和藝術治療師設計數學考題，幫自己改考卷一百分，開心得不得了。

哥哥自己很早就會 google，人死後會怎麼辦？會上天堂嗎？

他們並不是有宗教信仰的人，在一次藝術治療師和共照護理師陪他聊天的時候，他說前一天夢到了一個洞，洞裡透著光，他很怕掉下去。夢裡有媽媽在他身後，媽媽說你就跟著光走，他鼓起勇氣順著光走出那個洞，看到其他已經去當小天使的孩子在那邊奔跑，一群孩子玩得很開心，他醒來好像就不是那麼害怕死亡了。

在反覆進出醫院的過程中，媽媽很認真地帶哥哥和妹妹到處玩，爬山、露營、也去了東海岸最美的沙灘開沙灘車，結果那一次媽媽出車禍，下巴縫了好幾針，一度不太能咬合。媽媽後來帶哥哥回醫院住院療程，護理師看到媽媽下巴包著都嚇了一大跳，媽媽笑著，當時車禍的時候沒想到自己痛，只想到如果自己就這樣死了，兩個孩子怎麼辦。

病程到了需要去幹細胞移植的時候，媽媽和哥哥要關在移植室無菌的狀態一個月以上，媽媽必須把妹妹寄放在姑姑家請姑姑照顧。姑姑家也是盡心，但畢竟不是媽媽。妹妹還小，不曉得幹細胞移植的驚險、媽媽和哥哥在裡面的辛苦，會傷心失落媽媽都只陪哥哥，不愛她，會哭著跟媽媽說：「為什麼哥哥可以跟妳一起住，我不可以，我必須住在姑姑家，為什麼生病的不是我，妳愛的不是我？」

但其實妹妹住在姑姑家的時候，哥哥也不好受。哥哥不多說話，因為移植很不舒服，哥哥把他的心情發洩在創作裡，畫畫裡面透露著不公平，「為什麼妹妹可以出去玩，我要困在這裡？」

在移植室中，有一天是妹妹學校的運動會，媽媽知道，她有出現在這個運動會幫妹妹加油是多麼重要的一件事情，於是拜託了朋友來移植室幫忙照顧哥哥一天，她請假出醫院接妹妹一起去運動會。

媽媽也知道哥哥的不安，陪哥哥畫畫，讓哥哥一起回想他們一起出去玩的時刻，媽媽知道哥哥不是不愛妹妹、嫉妒妹妹，只是病痛困住了他。哥哥後期的作品，有更多陽光、窗戶，有相依偎的三人，有和解、有愛。

每件事擠在一起的時好像都很窘迫，但媽媽就是有她的步調和節奏，顧全兩個孩子。

前後，哥哥復發了很多次，進出移植室三次。啊，三次，這大人都不能承受的痛，這一家人就這樣度過了三次。

媽媽好掙扎，要不要放手。但哥哥說：「我想活到兩百歲。」他這樣跟藝術治療師和共照護理師說。他畫了好多鋼鐵人、超人，金色、堅硬的石頭，想有強大、無與倫比的力量。

男孩決然地說：「我要活到兩百歲，不然如果我死了，誰能保護媽媽和妹妹？」男孩自己做了決定，不讓媽媽掙扎，幾次移植室就是幾次再往後延長了旅程的時間。這不是擔心他自己，是擔心一路相依的媽媽和妹妹。

到癌末，移植出現了最不想見到的排斥的副作用，藝術治療師幫孩子和家人準備了一個生命旅程回顧的回憶箱，拿了不同的雜誌和圖卡讓媽媽和孩子做拼貼。孩子選了山、海、鋼鐵人，媽媽也選了一樣的照片。這些都是最美的記憶，這幾年媽媽是咬牙但優雅從容地帶兩個孩子積累了這麼多珍貴的回憶。三人也一起挑了出去玩的合照照片，治療師幫他們封存在環保樹脂材質，可以成為不會消失的記憶。

面對生命的消逝，照顧者要能承認孩子會離開，才有辦法放得下很多執念。

還是可以配合醫療團隊、還是可以有宗教的心理依託、還是可以悲傷哭泣、還是可以有怨。但你要有辦法放下，心裡面才騰得出空間去做很多事情，去專心陪伴、去製造回憶，孩子才反而有機會或有可能，活得比你想像中久。

緊密的親子互動，不是只有單方的媽媽給予，其實孩子也很關心媽媽，哥哥會問：「我離開之後，誰照顧媽媽，誰照顧妹妹，誰幫媽媽買保養品，誰讓媽媽快樂？」

安寧照護團隊和共照護理師團隊透過醫師的轉介一同協助照護整個家庭，在親子間要溝通關於「分離」後的未來，真的很難很難，在治療的當下，醫護團隊都先想著繼續向前衝，都希望帶孩子衝過這個難關；但是共照護理師了解哥哥的心情，了解哥哥對媽媽與妹妹的不放心，團隊也幫他們安排了親子電影欣賞，開啟透過電影角色間的處境，聊聊電影主角的故事，也分享彼此的心情，這些夜晚成了親子間最親密的療癒，有你、有我，有我希望你怎麼想念我。兒童的緩和醫療，我們關切的是怎麼好好地一起生活。

哥哥離開的兩年間，共照團隊在這段黑暗的日子裡，像提著煤油燈在幽暗冰冷的隧道中，照亮也溫暖著媽媽與妹妹。

妹妹長大了。在哥哥落腳陽明山休息後，每次妹妹都會自己挑了哥哥最喜歡她穿的衣服，打扮得漂漂亮亮去看哥哥。出門前，也都會摘下陽台他們一起種的雞蛋花，放在哥哥桌上。桌上的汽水，妹妹想喝的時候，回頭問媽媽：「我可以問汽水嗎？」小聲地問話。媽媽輕聲說：「汽水是要給誰喝呢？」妹妹說：「哥哥送給我的啊！哥哥我可以喝汽水了嗎？」妹妹抬頭向天空問，把手伸向藍天，再拿下汽水。媽媽聽完愣了一下，是啊，疼愛妹妹的哥哥怎麼會不答應呢！比起照片想念，此刻，因為妹妹的幾句話，更感受到哥哥在身邊。

媽媽會帶著妹妹一起去想念，一起去定義和解釋他們接下來的生活，儘管未來仍然不是媽媽心中美滿的樣子，媽媽也偶爾還是會消沉一下去釋放她的脆弱，但還是有孩子，繼續成為她最大的力量和支撐，兩個孩子，都是。

其他還在醫院奮戰的孩子和他們的家人，也是她的力量。

Story 7

你們怎麼可以不悲傷

妹妹出生了！姊姊好開心，「我是大姊姊了！我要幫妹妹綁頭髮，我要跟妹妹一起玩遊戲，我要跟妹妹一起變成公主，我們就跟《冰雪奇緣》一樣，我可以是Elsa了！」

「但是為什麼媽媽爸爸一直躲在房間不說話，為什麼好像永遠有說不完的事情，為什麼不跟我　樣開心？」

「為什麼妹妹和媽媽和爸爸會常常去醫院？阿公阿嬤說妹妹生病了，醫生北北要幫忙把妹妹看好，那為什麼我不能去醫院看妹妹？為什麼媽媽都陪妹妹在醫院不回家陪我？」

「為什麼有一天開始，妹妹就沒有回家了？為什麼爸爸媽媽一直哭，但是也沒有人跟我說怎麼了，是不是我有哪裡做不好？是不是爸爸媽媽不愛我了？」

「怎麼家裡沒有人再提起妹妹了？你們忘記她了嗎？我還沒有忘記啊，我有時候睡覺會陪她玩啊！」

「你們為什麼不悲傷了？你們為什麼不哭了？大人，你們怎麼可以不想念了？」

友善醫療團隊很多時候，發現需要幫助關懷的，不只當下創傷要送走寶貝去當天使的爸媽和照顧者。還包括那些睜著他們的大眼睛，手被阿姨或阿嬤牽著，看著大人們哭得肝腸寸斷，但又看大人絕口不再談，他們生命中出現的手足。儘管短暫，但是是出現過的手足，是兄姊、是弟妹，怎麼大人就不再想念、不再悲傷了呢？

妹妹是個出生就罹患罕病的孩子。

「Zellweger Syndrome」，對，是那種今天我們打開 Google 查可能還沒有中文翻譯的病名。這是一個因為基因發生致病突變，細胞裡面過氧化體產生障礙或功能不全，影響體內代謝，孩子臨床表現包括發展遲緩、視力和聽力缺損，牙齒形成不良等，這不是產前檢查可以篩出來的疾病，孩子可能是出現新生兒聽力問題或是其他障礙後開始冗長的求診，才會做基因檢查發現的病因，對，又是那一句話，目前沒有有效的治療，孩子很多時候過不了二到三歲的門檻。

這種罕病的孩子，出生的時候，很多都生得像是漂亮的小公主或是活潑的小王子，但就是會有這種上天的安排……

一旦家裡有需要特殊醫療照顧而且讓爸媽措手不及的小天使，家裡的其他大小孩或小小孩，一定會在這個痛苦且漫長的過程中受到衝擊影響，然而大人們往往忙著照料天使寶寶，自己擦擦眼淚就又往醫院奔去，很多時候，喔，不，是大部分的時候，我們確實顧不上在很多時刻，必須請阿嬤阿姨幫忙照顧的那個手足，特別是要送孩子離開的時候，被大人手緊緊拉著，但是不知道你們為何一直哭泣，然後又忽然有一天，大家都不哭泣了的小小孩。

姊姊那年五歲，不是什麼都不知道的年紀，她已經大班了，馬上就要念小學了。姊姊覺得，她長大了，她想關心爸爸媽媽，她想去醫院看妹妹給妹妹看她在幼稚園做的娃娃，她想跟妹妹說她們最近做了什麼遊戲，她想跟妹妹說：「我很想念妳，妳不在了，可是我很想念妳。」

姊姊只能用她當時五歲的口氣問阿姨問阿嬤：「妹妹為什麼還不回家？媽媽陪她為什麼還不回家？」

爸媽在妹妹病情最危急的時刻，決定先善意地騙姊姊，不讓她來醫院看妹妹。

但是其實在那個時候，姊姊不知道那麼多，她只是在心裡問自己——

「是不是我跟妹妹搶玩具爸爸媽媽生氣，妹妹生氣所以妹妹不回家了？對不起，我下次不跟妹妹搶玩具了，你們回家好嗎？」

「還是我太自私了，阿嬤每次都罵我不分享，所以我家人才不回來？那我把玩具都分給所有小朋友，你們回家好不好？」

友善醫療團隊治療師和社工團隊很多年之後觀察到，這群孩子在這個時候，是同時失去父母和手足的小小孩，他們心裡會一直有不符合事實的愧疚感，這樣的愧疚感會陪他們長大，會讓他們在長大的過程中，更壓抑、更害怕被討厭、更沒有安全感。可能會在十幾二十年後才回首，他失落了好多美好的時光和愛自己的力量。

我們知道這對父母很難很難，在面對失去寶貝的時刻，千頭萬緒各種悲傷，排山倒海的情緒和繁瑣的手續儀式，那個時刻只怕自己沒做好，完全忘了身旁還有一個小小孩需要被告知、被傾聽和被陪伴，他沒有做不好，但是手足不在了。

面對這種時刻，我們永遠沒有內建的開關，也不會有標準教科書說你該怎麼做，怎麼告訴小手足這是生命的一部分。

家長會以為，時間過了就好，不需要主動說就會好。很遺憾，可能要很多年之後，人們才會發現，這些需要好好坐下來與生命告別的時刻，不會自己好。對大人、對五歲的小姊姊，會有不同的創傷。這需要認真地坐下來聊，用彼此的年紀能理解的語言詮釋之後，小姊姊才會知道，不是不想念，也不是那個已經死去的孩子，才值得被大人看到。

小姊姊才明白，並不是你們這麼多年擔心的都是另外一個孩子。引導這些很深的憤怒和疑惑，很多時候都需要共照護理師進一步的協助，但這些協助要能起作用的第一步是，我們要看到我們需要幫助，不論我們是痛失孩子的大人，還是長大了回想自己失落的那些年的長大的姊姊。

兒童的悲傷往往是延宕表現的，很多時候不會在至親呼吸器停止或是心電圖拉成一條線的時候大哭，這些延宕的哀傷會在三到六個月以後，他尿床了、作惡夢了、不想上學了，或在學校和同學有肢體衝突、有暴力或是退縮行為，才會被觀察到小小孩說不出口的悲傷。

不是只有大人失去了孩子，他們的角色也瞬間被剝奪了。可能是別人的姊姊，可能別人的是哥哥，這樣的大洞，並不會因為爸媽努力把一個孩子生回來迎接新的生命而有辦法填滿。對孩子來說，他們和逝去的手足的關係不會因為新的生命占據了爸媽的時間或一個位子或一個房間就結束。

坐在孩子旁邊，用他的視線看他的世界，用他的語言，讓他問問題，問死亡，問離開，讓他明白他也很被我們愛著，他在你們心中永遠會有獨特不會改變的位子，而離開的孩子也是，我們永遠不會忘記悲傷，不會停止想念。

Story 8

三人共舞

印象中大部分的台灣媽媽好像都是這樣的，尤其迎接第一個孩子的媽媽，永遠都把孩子綁在自己身上，當然，不是真的用繩子五花大綁，而是心理、身體都放不下地綁著。

總是懷疑自己是不是哪邊做得不夠好。喔，對了，她們也永遠不相信爸爸，總覺得剛把孩子託給爸爸的那幾分鐘，爸爸可能會像天塌下來般不知所措，台灣媽媽就是這麼珍惜寶貴自己的第一個孩子，喔，不，我想是全世界的媽媽，不只是台灣媽媽吧！

他們就是這樣迎來了第一個孩子，一切都是這麼地幸福，親友的祝福，成為父母的驕傲，新手爸媽手忙腳亂中，也是在幾週後發現孩子的黃疸一直沒退，大便顏色怪怪的，不放心，帶去給醫師看看，才被診斷是所謂的膽道閉鎖，打斷了迎接新生命的喜悅。

膽道閉鎖就是膽道塞住了，阻斷了把肝臟製造的膽汁運輸到消化道的去進行消化食物的工作。過去的估計，如果每年台灣有二十萬新生兒，就會有六十位左右的孩子會罹患膽道閉鎖。（不過現在台灣的新生兒遠低於二十萬，今年可能也只有十六到十七萬新出生的孩子了。）

膽道閉鎖的原因目前還不清楚，有的專家認為是先天的問題，有的則認為是後天的因素造成膽道發炎疾病，而非先天性疾病。

（對，還是一句話，這不是懷孕的時候可以檢查出來的，也不是誰的基因帶給孩子的疾病，更不是父母的業障因果，下次誰在那邊嚼舌根說什麼，你就把這句話印下來，印在一張A4的紙，貼在他的臉上，印一張不夠，你就印兩張。）

不論多快執行葛西手術，孩子的預後（prognosis）都不是很好，黃疸、腹水、肝硬化都會反覆發生，多數孩子需要換肝，但只有非常少數的孩子有機會做肝臟移植，移植後也要面對很多併發症。

這就是，很遺憾地，上帝或老天爺又給了一個孩子很沉重的考驗，而父母要一起陪孩子走過這段考驗。

兒童友善醫療團隊的治療師和共照護理師們，也陪伴了孩子一家人快兩年的時間，記錄了孩子、媽媽與爸爸的三人共舞。

音樂治療師說，每次住院的時候她去幫孩子上音樂治療課，媽媽總是會拉著她問——

「我不知道我這樣子做對不對？」

「我這樣放音樂他有反應嗎？」

「我陪他看毛毛蟲書他的反應正常嗎？」

「我唱歌給他聽，他會扭動，這樣是對的嗎？」

音樂治療師每每不厭其煩，笑著跟媽媽說：「媽媽，妳已經做得很好了！妳買了最多的教具、最多的童書、最多的小樂器和音樂，妳做得真的很好很好了！」

在媽媽反覆地播放音樂下，孩子會很穩定地看著妳，或是搖搖他很小的手指。如果妳忽然把音樂停了，孩子就會用哭聲回應，輕輕地抗議，他還要聽呢。

如果媽媽和孩子玩毛毛蟲書，他會用他的小身體，跟妳互動，妳不要擔心，他會律動就是要呼應妳。

音樂治療師也試著教媽媽隨著音樂幫孩子按摩，舒緩孩子的不適，但是孩子隨著病況，腹水越來越嚴重，小小的身體肚子卻圓鼓鼓，越來越大。媽媽接過孩子抱著，小心翼翼地重複剛剛治療師的音樂按摩，但是媽媽一直緊張地抬頭問治療師：「我會不會弄痛他，他好小，看起來肚子好痛，我會不會弄痛他？」

就是這種時刻，媽媽手不敢停，希望孩子舒服，但眼眶也都是眼淚和緊張。孩子的痛，也是她的痛，但是媽媽真的好害怕，她沒有幫助到孩子讓孩子更舒服。媽媽對什麼她原本以為她做對的事情都不再肯定了，也一點一點地否定了她自己所有的努力。

孩子的病程，先是膽管炎，做完葛西手術後，又反覆發生膽道感染，接著病程往不好的地方走，肝硬化、脾臟腫大、食道靜脈出血，都一個一個出現了。天啊，這些病痛，在大人身上都無法想像，在一個一歲多的孩子，媽媽真的沒信心，自己做的有沒有好好照顧到他，媽媽就一路把這個照顧的責任和壓力都綁在自己身上，五花大綁，孩子病程的後期，綁到自己累垮，才願意試著讓爸爸輪流照顧，分攤壓力。

這是個不像兒童癌症，有治療的穩定期或是更糟的晚期復發轉移，這是個沒有所謂「疾病末期」的疾病，在初診斷的時候，醫生說最多只有九個月的生命，一開始爸媽連跟孩子一起一了百了的心都有了，但這個孩子就是在媽媽每天戰戰兢兢下，活過了一歲多，在很多醫療和友善醫療團隊支持幫忙下，爸媽也轉念要跟孩子多活一天算一天。

孩子很努力舞動著他的小手手和小腳腳，隨著音樂治療師的樂器鈴鼓手舞足蹈，孩子嚴重腹水了，媽媽和治療師會輕輕地托住像個充氣泳圈的肚子，讓孩子有空間，繼續揮舞。治療師和媽媽也找到了孩子可能喜歡的兒歌，吉他彈唱可以止住他不住的哭聲。

音樂治療師的課結束了，舞蹈治療師也一起來幫忙了，舞蹈治療師說，我們一起讓爸媽看到孩子不一樣的可能性！

治療師放了有音樂有跳舞的 iPad，但是躺在病床上，肚子大大的孩子沒有太大的反應。靈機一動，「我們來當蔡依林跳跳綵帶舞吧！」治療師準備了八種顏色長長的綵帶紙，把一端綁在竹筷子上，開了音樂，在孩子旁和媽媽一起揮舞綵帶。可能多了顏色的刺激，孩子開始回應了治療師和媽媽，漂亮的綵帶有碰到身體的地方，孩子會用小手手和小腳腳，嘗試觸碰綵帶，很用力地想要和媽媽一起抓住那漂亮的彩虹。

我們想要和媽媽說，我們不能用既定的眼光來定義孩子的跳舞，今天他不能站起來真的跟著熱舞，他可能會哭，他可能因為腹水很痛，但是他可以躺在病床上用他的雙腳律動跳出他自己的舞蹈。這是孩子自己定義的，隨音樂起舞，也會是他自己定義的，所謂快樂。

一開始，媽媽害怕碰到孩子的肚子，不敢讓孩子律動。後來，媽媽開始有信心，找到了她和孩子的方法。舞蹈治療師說，有一天她經過病房，無意間看到靠窗的那一床的媽媽，把孩子抱起來，對，她不害怕了，她把孩子抱起來，輕輕地幫孩子把肚子固定住，挪一個舒服的位子，跟著三節拍的音樂，跳起了雙人舞，媽媽和孩子找到同一個律動的頻率，眼中只有彼此，窗外是夕陽，治療師說，她看到了她這輩子看過最美的剪影。

共照護理師也需要一路一起照看爸媽和孩子的狀態，在這種情況，很多時候照顧者會變成他們照看的重點，因為他們必須健康地撐著，才有可能陪孩子走這一路艱難的旅程，怎麼讓主要照顧者能夠有喘息的機會，也讓非主要照顧者有和孩子相處的時間，都是挑戰，因為，全世界的媽媽，都放不下。（媽媽們，妳懂的啊！）

媽媽在迎來新生命前，也是職場上很有能力、備受肯定的人，在發現孩子生病了，而這是個一路筆直往下沒有回頭路也不會更好的病，她的人生可能在那一刻全都改寫了，她否定自己，以淚洗面，為什麼會生下一個不健康的孩子？為什麼，孩子要承受大人都不能承受的病痛？因為由己出，「那是我生的孩子」，所以牢牢地綁在身上，把自己也綁到不能呼吸。其實，孩子是兩個人的，不論爸爸在照顧新生兒這件事情上再怎麼不厲害，也需要放手，尤其是個生病的孩子，他的每一刻也會是爸爸的記憶。

當爸爸第一次來病房當主要照顧者，讓媽媽休息喘息的時候，其實護理站和共照護理師也都特別緊張，大家會假裝經過去巡視一下孩子是否安好，那個病床的天，有沒有塌下來。

說來好笑，共照護理師回憶，爸爸是個身形特別高大的人，相形之下，媽媽和孩子在旁邊就顯得好小好小。即便爸爸不熟練，你也看得出來他盡力用他的步調滿足孩子的需求，配合護理師的治療。後來發現，原來是媽媽害怕爸爸做得不好，所以一開始就獨立接下了所有的工作和責任，不讓他多參與。住院的時候也只是視訊或是電話報告孩子狀況，一直到媽媽已然累垮，才建議他們開誠布公地討論，讓爸爸參與住院的照顧。

爸爸也是會帶著孩子跳舞的，只是不是媽媽溫柔的夕陽下的剪影，可能是那種爸爸在病房翻找東西手忙腳亂，孩子挺著小肚子，張著他咕溜的眼睛看著步調很緩慢但是看起來很高大很安全的爸爸，孩子用他的方式揮動小手小腳地慢舞和偷笑吧！

孩子怎麼看世界，其實是透過照顧他的爸媽來看世界的——「你們看我可愛，我就是可愛。你們每天看著我哭，我自己也會哭起來。你們看著我笑，我就跟著你們傻笑」。

重大傷病的孩子的爸媽，不是只能藉著自己的力量，還有團隊的幫忙，調整自己看孩子、照顧孩子的眼光和方式，接納每一個很特別的天使般的孩子。這樣，不論孩子多大，病況到哪裡，他自己的認知——「我沒有什麼不一樣」。

因為這樣珍惜每一天，爸媽甚至友善醫療的團隊會忘記，其實孩子這個一路筆直往下沒有回頭路也不會更好的病，會有隨時離開的一天。媽媽看到孩子開心，隨音樂舞蹈在自己的小床找到天地，媽媽也會用正向的情緒陪伴，自己也得到舒緩。當我們自己學會開心，我們才有能力讓孩子開心，那句老話，媽媽不好，孩子不會好。

這些高品質的陪伴，有意義的不是絕對值的時間，即便重大傷病的孩子有病痛，他們得到的高品質的陪伴可能很多時候，比其他孩子來得更多更多。

我們還沒準備好送孩子離開那一天，也許這一天永遠不可能準備好。但我們相信，他們三人共舞，就是最好的最勇敢的準備。

Story 8

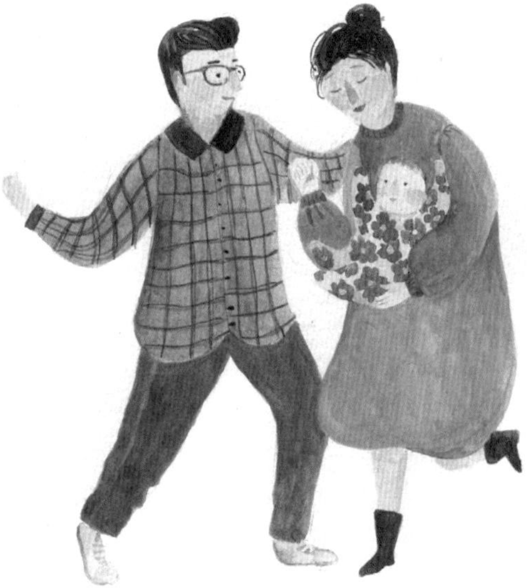

Story 9

隔離但我們不疏離

生病的孩子最害怕的不是生病，而是忽然因為生病而需要被隔離在一個他不熟悉、沒有安全感的地方，獨自面對治療和未知的每一天。在 COVID 期間，會有很多孩子因為中、重症很緊急地被收治到獨立的加護病房或負壓隔離病房，這種時候對孩子、照顧者都是很大的恐懼，因為看不到、摸不著，因為無法親自守護，每天不知道孩子是生是死，什麼狀況。

其實在 COVID 發生前，重大傷病的孩子被獨自隔離在 ICU 治療或是一個照顧者和生病的孩子隔離在無菌的幹細胞隔離室，就是常看到的情況，幹細胞移植室的療程如果順利，至少孩子和照顧者會有一個二十一天可以倒數計時，如果孩子進了 ICU，少則幾天，多則可能好幾個月，在這種時候，家長或照顧者的探視時間有限，就只能依賴兒童友善醫療團隊的治療師和治療師們，和孩子互動，陪孩子度過不安的每一天。

小男孩五歲就診斷血液癌症，骨髓移植是在這個血液癌症中必經的療程，但在治療期間，孩子有好長一段時間，除了幹細胞移植以外，好幾次進出 ICU 和兒癌病房，頻繁地隔離又分開對孩子是很大的壓力。

偏偏，小男孩的爸媽離異，監護權是爸爸，但姑姑是主要的照顧者，連住院都是姑姑陪他。家裡還有其他哥哥姊姊，男孩在家永遠是最小、最沒力量、說話最沒人聽的那一個。一開始住院，他對護理師的反應都是有一搭沒一搭，跟一般孩子不同，不是看到護理師來打針怕得要死，也不是看到護理師會很興奮跟他們說今天他又得到了幾枚貼紙。

小男孩就是全然地淡漠，在自己的世界裡面，反覆看 iPad 裡的 YouTube 影片，喜歡的影片一看再看。住院住久了，小男孩建立起自己的秩序感，幾點要打什麼點滴，幾點要清因為化療副反應潰瘍的口腔黏膜，幾點要量血壓、體溫，幾點要量體重回報，幾點要吃口服藥，他都清清楚楚。但是如果今天秩序感被破壞了，他就會焦躁。比如說，今天在 ICU 應該開放訪客的時間，該來的姑姑或阿嬤沒有來看他，或晚了一些時間，他就會躁動不安。因為是個不被重視的孩子，因為是個沒有媽媽照顧的孩子，因為是個動不動就進 ICU 被獨立照顧的孩子，他需要更大更大的安全感和規律。也因此，護理站的護理師、移植室的護理師和友善醫療團隊的治療師們，在他身上投注了更多的耐心，讓他知道，有很多人在他身邊幫他建立秩序和給他安全感。

ICU 是個很容易剝奪孩子安全感的空間，簡單來說，舉目無親。很多孩子是緊急狀況被送進來，他哪知道一醒來就是在一個他沒見過的空間、不熟悉的病房，媽媽不在旁邊，身上全部是各種管線，有的可能還被插了呼吸器，有的還四肢被綁了束縛帶。生活規律被迫調整，生理需求也被限制，有的病人不能進食、有的不能喝水，更遑論不能自主呼吸的呼吸器。

這種時候，友善醫療團隊都會建議照顧者，要建立規律的訪視，讓孩子知道今天星期幾，現在幾點，今天天氣怎麼樣，給孩子現實感，探視的時候分享親密家人的現況和生活，比如誰誰誰最近怎麼了，讓孩子知道他都還跟大家在一起，共享生活的時刻，他沒有被孤立在這邊被忘記，他還是大家的一部分。

很多時候，在探視在ICU的家人的時候，探視的照顧者會因為孩子身上都是各種點滴管路而不敢有親密的動作，沒關係，不敢擁抱怕傷到孩子沒關係，我們可以輕輕握住他的手，也可以輕撫他的臉，讓他們感受到我們手心的溫度和力量。

有的時候，如果是小小孩，友善醫療團隊會建議媽媽爸爸和孩子建立「信物」。雖然不能把有形的娃娃、平安符全部帶到病房，爸媽可以在孩子的手掌心畫上愛心，每次進來探視都幫孩子畫上大愛心，讓孩子想念爸媽的時候，可以隨時把手掌心握起來，或是放到胸口，因為這是爸媽給他的愛心。或是給孩子魔法親親，每次爸媽進來探視的幾分鐘，給他們一個魔法親親，這些親親有魔力，可以保護孩子免於害怕一整天，然後第二天爸媽又會回來給他一個新的魔法親親。這些都是可以幫助孩子面對分離焦慮，稍微舒緩一個人獨自在ICU的害怕的方法。

小男孩第一次到ICU的時候，治療師們想辦法找到孩子的規律。跟姑姑拿了他的iPad，設定好他最愛的影片，每次治療師來看他的時候，讓他看三十分鐘的影片，讓他心靜下來，再陪他說話。幾次下來，小男孩不再那麼冷漠，會跟治療師互動，病況好轉轉到兒癌病房的時候，也能開始和兒癌病房的護理師互動，心情好的時候還會推著點滴架到處串門子，說哈囉。

解決了孩子的淡漠之後，治療師們下一個課題是孩子的不安全感。音樂治療師會拿樂器和孩子互動，一開始孩子不太敢表達自己，都拿了小小的樂器，後來開始，膽子大了點，開始拿大大的樂器，或是比較有攻擊性的樂器，所謂攻擊性並不是真的拿樂器來攻擊人，而是拿了響板，作勢咬咬咬，會模仿可以攻擊人、咬人的動物，他需要力量，他需要保護自己，所以用這種安全感來建立保護自己的內建模式。

再一陣子，孩子知道他在一個安全的環境和安全的治療師在一起，他放下了咬人的響板，開始跟著治療師哼唱歌曲，他不會大聲地亂唱，但會喜歡重複唱他喜歡的音樂和歌曲，他可以開始平靜，他知道他不需要在這裡得到很大的力量，可以穩定，他可以快樂。

到了不得不進幹細胞移植室的時候，對小男孩又是另一次隔離的衝擊和挑戰，無菌室的療程需要重新調整他的作息、生活規律，他習慣的藝術治療師都不能進來陪他上音樂課，他習慣的護理師又重新換了一群人，他習慣的規律感都要重新再打破重來。更慘的是，本來一般幹細胞移植室順順的只需要二十一天的療程，他因為併發症硬生生地關了兩個月。

剛進幹細胞移植室的時候，小男孩每天拉著棉被躲在床的最角落，不肯也不敢和護理師互動。護理師和照顧過他的友善醫療團隊聊過之後，知道小男孩需要建立秩序感、安全感，他們開始和小男孩約定，治療療程完成的每天半個小時，可以一起玩個小遊戲；和來探望的家人也約好，固定的時間讓他們在隔離室外探視，在玻璃窗貼上加油打氣的大字報。這些規律和安全感，也讓小男孩和護理師建立了同盟感，有的時候孩子因為治療太不舒服還有吃藥的順序和照顧他的姑姑吵架，他把姑姑趕出房間，護理師身為他的同盟，還能讓他在時間內把藥吃下去。

有一天，孩子哭著醒來，因為他作了可怕的惡夢。他夢到所有的護理師都不理他，他一個人在病房好害怕。他問當時照顧他的護理師說：「可以給我一個抱抱嗎？」

護理師們也不吝穿著厚重的隔離衣，給他一個很溫暖的大擁抱。護理師團隊知道，給孩子安全感，讓他不要害怕，一個穩定的情緒才會有穩定的治療心情。

陪伴孩子這麼多關鍵治療時刻的照顧者，自己需要一個穩定健康的心態，不能有高張的情緒，更不能失信於孩子，讓孩子不安、沒有安全感。小男孩的姑姑就是這樣一個成熟的照顧者，在長期治療的每一刻都把握住孩子可以休息的時候，帶孩子出門走走透氣，安排不一樣的活動。照顧孩子的人怎麼照顧孩子，絕對會影響孩子自己看自己的眼光。不是只有爸媽才是家人，這個時候的姑姑才是真正的至親家人。

小男孩一開始想要媽媽照顧，但是已經離異不跟他們住在一起的媽媽，一再失信於孩子，對照顧的時間、方式都不受控制，讓孩子失望，也沒辦法符合孩子的期待。在這種時候，姑姑也不會用批評的話說媽媽的不是，她盡力安撫帶過，再讓孩子回到他的規律和秩序，回到安全的治療心情。

藝術治療師回想，孩子從頻繁進出ICU的害怕不安，到能夠反覆練習各種自己找回力量、時間感、現實感和安全感來消弭自己的焦慮之後，已經從她第一次在ICU看到淡漠的他，變成一個貼心的孩子。治療師快要請產假的時候，孩子還會在治療師的大肚子上貼上兩枚孩子珍藏的貼紙，作為祝福。

孩子在骨髓移植後，現在在穩定的追蹤期，醫生北北能夠治得了身體的病，但每一個孩子要度過這些身體病痛的難關，一定要有穩定的心情。安全感、信任感，這些事情醫生不一定幫得上忙，但不同的時刻，也許音樂的陪伴，創作的陪伴，舞蹈律動的陪伴，我們都幫得上每一個不一定會把他們心裡面的不安和傷心說出口的大孩子和小孩子，走過這些灰暗的時刻。

友善醫療團隊，不但支持了孩子，也默默地支持了每一個照顧者。也許每個孩子需要不同的藝術治療或陪伴，不同的小訣竅，但友善醫療團隊治療師一定會在那裡，等你我需要的時候，幫我們一起想，守護孩子的魔法親親或是手心裡的愛心，讓孩子安心地完成療程，我們再往下一步一起走。

一群人，才有辦法走得長、走得遠。很多時候可能被隔離了，但一定不會疏離、遠離，你不孤單，我們都不會孤單。

Story 10

成全

兒童友善醫療團隊的共照護理師、藝術治療師和醫療輔導師的工作，有很大一部分，是要陪伴在現在醫療已經宣告沒有其他可以幫忙孩子的方法時，陪孩子和他們的照顧者，走完這個旅途的全程。而這也是我之所以認識他們的工作之一，每每在醫院，孩子的戰友們需要遠行前，你會看到他們的協助，孩子飛翔遠行後，他們的工作也沒有停止，主要照顧者爸爸媽媽或是阿姨姑姑、阿公阿嬤，都會是他們一路關懷的對象。

我常常想，這些人需要什麼樣的心臟，才能站在每每要倒下的家長旁邊，用他們也不是那麼強壯的手，支撐住這一家人。

最難的一步，是成全他們一起完成孩子的善終，成全孩子的願望，成全他們的放手，最後成全他們的祝福。

其中，回家善終是最難的課題之一。

很多病情進展到末期的孩子，在最後好幾個月甚至一年，都住在醫院的病房，在一線又一線的治療中為自己拚一個機會，守護著他們的家長也都不會放棄地等待一個奇蹟，不論是真的神明的旨意，還是有什麼新藥。這些孩子到安寧照護的末期，很多時候爸媽不會期待，也不敢奢望可以帶孩子回家。他們會害怕，孩子回家如果臨時有什麼狀況，怎麼來得及衝回醫院。但夜深人靜的時候，爸媽也會看著窗外的燈光，不想讓孩子就這樣一直待在醫院到最後一刻，不想孩子在機器聲音、點滴管線中，聽著這些他已經折磨好些時間的聲音遠去。

當大一點的孩子主動跟爸媽說他想要回家，願意帶孩子回家的爸媽，需要很多的勇氣、力量和支持。在家善終，需要非常勇敢的爸媽，和安寧團隊聯繫好所有維生的機器、必要的時候需要的給氧、聯繫可以到家的醫療團隊、教會爸媽必要的時候的處置。

了。

大男孩就是這樣，在醫院這麼久了，大男孩心裡也知道，醫生叔叔們幫不了他更多的忙了。

「我想回家了……」大男孩這樣告訴陪著他這幾年的媽媽。

男孩跟媽媽一直是有距離的，青春期的男孩和傳統的台灣媽媽，你懂的，就從小是那種就不會抱抱親親，說「我好愛你」，睡前會說「Love you. Good night.」的家庭。但不說，不擁抱，並不代表不愛，是媽媽用所有她會做的方法，每一步照著醫生說的做，大男孩每一次治療的不適、副作用，就是陪伴。當下一個療程開始前，醫生從例行檢查發現癌症又往前跑了，他們又必須換成下一個治療方式再戰，媽媽只是安靜，聽完醫師說明和家裡打了電話，然後回病房跟心裡已經有底的大男孩說：「我們繼續加油。」

大男孩也不是不愛媽媽，但從小這樣才酷，男孩都是這樣的。大男孩眼睛總是盯著電腦或手機，只跟朋友連線會說話，只有看抖音的時候會笑，對護理站的護理師哥哥姐姐們來說，大男孩就是個酷酷的哥哥，但他們不是會擁抱說愛的家庭。

大男孩的身體越來越累，話都說不出來，他知道，醫生幫不上忙，從媽媽越來越安靜地幫他拉棉被調整點滴，或是幫他按摩腳，他知道，媽媽也知道醫生幫不上忙了。

他用很大的力氣跟媽媽說，我想回家了。他知道媽媽很害怕，他怕他回家後媽媽不知道他如果血氧低了、熟睡了，媽媽要怎麼辦，但是他好想回家，他已經好久沒有回家了，他想回家。

友善團隊幫媽媽安頓張羅了家裡需要的東西，也讓媽媽有適當的衛教，媽媽帶他回家了，在剛出院回家的一兩週，還持續地追蹤，每天會跟媽媽確認孩子的狀況，這些團隊的支持，不會因為你回家而停止。

回家，忽然，他們就不覺得，這輩子他們沒做過的擁抱對方，親吻臉頰，跟他說我很愛你，你不要害怕，這些事情有多難做了。過去幾年，不論是健康的青少年和家裡的緊張，或是生病之後不耐的青少年和一直在後面追著的囉嗦的媽媽，都不見了，只有彼此擁抱、道謝，好好告別的一家人。

於是，可以小小聲地說著愛，然後，可以在他熟悉的家裡看著大男孩沉沉睡著，竟成為媽媽和其他家人在送他離開的過程中，最大的安慰，住院治療的苦，都淡了。

也有罕病的孩子，八歲的女孩，因為不明肺病，做了氣切，需要長期使用呼吸器，在罕病診斷後，一直住在療養機構裡，機構可以提供孩子最安全的照顧。家人並沒有因為孩子住在機構，而不去照顧，每天風雨無阻地，都去機構陪伴女孩。

雖然因為需要呼吸器，不能每天跟爸媽在一起，但從孩子和爸媽的互動可以觀察到，是個很有安全感的孩子。她知道她得到很多愛，她不會太害怕，也期待每天爸媽的到來。

但病況總有變化，孩子進了加護病房，爸媽知道他們能把握的每一天似乎更少了點，留在加護病房是個安全的選擇，但是，他們並不想讓孩子就這樣在加護病房和世界告別，他們希望，是個家人環繞、有愛的地方，讓她不害怕，讓她知道她不孤單。

爸媽做了很勇敢的決定，帶女孩回家。女孩住療養機構、醫院那麼久了，家人一定會害怕回家沒有足夠善終的資源，但他們也和團隊想辦法，讓他們有可以帶孩子回家的機會。

回家後，有機會親自幫住院很久的孩子洗澡、洗頭、梳頭髮，反而讓他們彼此擁有了更多，時間不站在他們這邊，但他們想辦法去追著時間跑、抓住時間，最後時刻，都是刻在爸媽心裡的回憶，也讓他們沒有遺憾，帶孩子回家，做到他們答應孩子的承諾。

回家善終一直是最難的問題。

孩子到了快離開的時候，爸媽才在懊悔，當時沒早點帶孩子回家看看，沒有把握孩子還可以行動的時候帶孩子離開一下這白色的醫院。然而，到孩子生命的時鐘真的已經走到最後，家長也才意識到，孩子已經沒辦法再健康地回家的時候才安排。

這何嘗不是今天我們照顧至親長輩一樣的困境，你要讓你最愛的家人在冰冷的醫院離開，還是在他還有意識時，而且他知道長日將盡，照他的願望，帶他回家？

目前安寧照護團隊，不論是兒童醫院或是大人的安寧照護，都有一套可以協助照顧者的機制，安置需要的器材、安排可以到家照護或是宣告離開的醫生，這些有形的部分現行系統就算不完美，但或多或少都做得到。

難的是，怎麼教會照顧的家長在看到孩子身體不舒服，生命體徵越來越差的時候，他們怎麼判斷或做決定，叫救護車快把孩子送回醫院，還是聯繫可以到家宣告一起送孩子的醫療團隊；怎麼讓決定的那個人、按下按鈕的那個人，那時候他的家人都和他站在同一個陣線，而不是在事後指責他當時做的決定，怎麼處理其他家人在事後的歸因或責備。

友善醫療團隊治療師們曾經感慨，他們在醫院，顧好了爸媽，讓爸媽陪孩子走完一路，他們當時陪伴孩子的勇氣，在離開醫院的那一刻，就被各種親友的指責擊潰了，千瘡百孔。

請尊重爸媽用他們的方法，去愛他們的孩子。不需要叫他們不要哭，也不要叫他們強忍傷痛。很多時候，其他人的指責，只是為了他們自己心裡舒服點，而不是讓其他人心裡舒服。

其實，我們能做的只有一件事情，當失去摯愛的人，我們和他站在同一個陣線就好了。沒有人會比爸媽更愛他們的孩子，也沒有人會比他們更痛，沒有人。

Story 11

彩色星球

很多時候，我們需要和小小孩告別。

小小孩和大小孩不同，他們對癌末的理解，對死亡之於他們的意義，沒辦法用三、五歲孩子認知的語言或世界和他們溝通，但小小孩會懂……

病痛帶來的不適感和無盡的疲累——越來越想睡覺，肚子脹脹的，小腳腳也脹脹的，沒辦法大口呼吸，也不能再大聲唱歌。

爸爸媽媽的傷心——不論多堅強的爸媽，在知道孩子已經癌末之後，一定會有在孩子面前裝不出來、演不出來的時候。

醫生北北和護理師哥哥姐姐的無力感——儘管他們仍然專業，但永遠會心疼，會在離開床邊，忍不住輕聲嘆息，和無奈他們沒有能多做什麼。

藝術治療師的溫柔——他們比平常唱的歌，更輕柔，帶著小戰士們畫畫或創作，更怕碰到他們的管管（點滴）或身體，怕他們痛，怕他們不舒服。

妹妹才三歲，上面這些，她都發現了，她沒有跟任何人說，但是她知道，這些事情在發生，因為COVID的關係，爸爸和弟弟不能來醫院看她，但是陪她住院的媽媽和看護阿姨很害怕，大家也都很焦慮，

妹妹躺在病床很累的時候轉頭看，本來鬧鬨鬨的三人病房，現在左右兩床的鄰居都下課，整個大房間，變成她們三人獨占的空間，好安靜，但是太安靜了。這其實是護理師們和醫師們對癌末孩子的體貼，如果知道孩子時間的沙漏已經越來越少，他們會在很有限的床位，空出她和家人獨有的空間，屆時，他們才能好好告別。這在COVID的時候，格外困難。

醫院在控床、每個床位都很珍貴搶手，天知道他們需要打多少電話、挪多少床位，才有辦法完成他們想要的體貼。

癌末，對家屬來說，一定有高度的害怕和擔心，也一直有一絲希望。大家在兒癌病房這些年，也曾聽過誰家的孩子又過了這個年，誰家的孩子在醫師宣告只剩幾個月之後又是給他硬生生多活了好幾年。但家屬們也知道，這些希望，或我們稱之為奇蹟，也不是就這麼有計畫地，會落在我們家。這樣的緊張、焦慮，就反應在每一個和孩子相處的時刻。

安寧照護團隊這時候，不只陪伴孩子，也會試著引導陪病的媽媽，除了共照護理師的聆聽和開導，也會協助媽媽一起陪孩子創作，或是自己獨立創作，留下她說不出口的想法。

我一直覺得，藝術治療師讓家長有獨立創作的時間，是很奢侈的時間，但是是團隊們巨大的體貼。

這是可以把爸媽拉出來，在病房的另外一個角落，自己好好哭泣後，畫出、唱出或寫出來當他們面對孩子時說不出口的祝福和不捨，或抒發他們的不甘心和對老天的埋怨。在白色病房、粉紅色布簾後面，爸媽需要走出來一下下，booster 自己的能量，那已經為孩子哭乾的能量膠囊，已經沒得補血的戰鬥值，他們才有辦法再走回去，為孩子還剩不了多少的時間，努力著。

藝術治療師準備了圖卡讓媽媽抽，媽媽可以選圖卡，看著圖像，治療師會引導他們說出感受。這些圖卡，都不代表特定的宗教或是意象，完全就是投射或反應人們自己心裡怎麼看這些圖像，他們的意念或是想望。

媽媽抽出一張一個頭戴著小帽，拿著權杖和書，在一大片草原上，看著遠方。媽媽疲憊的臉上，忽然出現微笑，深呼吸了一口，在治療師的引導下緩緩說著，其實他們家裡是有信仰的，只是在孩子生病的這幾年，夜深人靜她禱告時，也會不住地問上帝，為什麼要讓孩子有這些苦，媽媽也會埋怨自己，是不是哪裡做得不夠多、不夠好，才需要讓孩子有這些考驗，也想問她信賴的神明，他們還能不能相信祂，絕望的一家子，他們還能依靠什麼走下去……

這張牌這時候的出現，好像一個牧師，站在未來孩子會先去的聖地，為孩子禱告著，然後不久的以後，他們一家人都會在那一片青草地重聚，這個圖像，讓媽媽有機會，也有盼望，孩子當天使之後不會孤單，會有其他小天使指引，孩子會到他們一直相信著的應許之地，有一天，他們會再聚，在這個串聯了現在和未來的空間裡。

這個時刻，媽媽放鬆了，整個人放鬆了，有什麼比知道孩子以後會去一個很好的地方還讓人欣慰的呢？

另外一次，治療師帶著媽媽做了一張卡片可以給孩子，治療師準備了各種顏色的媒材、紙張，讓媽媽靜靜地創作。

媽媽挑了一張黑色的八開紙做底，另外拿了一張白紙畫了一個星球，不是典型藍綠色的地球，是個五彩繽紛的星球，然後最愛的小女兒站在上面微笑著。彩色星球貼在黑色底圖的左上方，高高掛在天空。下面媽媽畫了三個人，在醫院的媽媽，和因為疫情管制沒辦法進醫院看妹妹的爸爸和小弟。三個人手牽手站在右下方草地上，媽媽手裡拉著一條線，一條很淡很細的線，那條線牢牢地抓住彩色星球，不讓它飛走。然後把當時那張抽到的好像在禱告的牌卡，貼在底圖的右上方。

「是啊，沒有了我親愛的女兒，我們的世界會陷入一片黑暗，那是巨大的傷心和想念，但我們牽著妳，不會讓妳飛遠。」媽媽很篤定，女兒會在那個彩色星球上，成為快樂的天使。

這個過程，說不上能多大程度地療癒母親的傷痛，但能讓她在準備孩子往後的日子，更多了相信。有相信，才有辦法帶著想念，篤定地走下去。

最困難的一次治療師們和媽媽的課程，是協助媽媽一起討論妹妹的告別式安排，該來的一天眼看著就快要發生的那時刻，媽媽忍不住情緒激動，久久沒辦法再多說什麼。治療師帶著媽媽，一起念了繪本《猜猜我有多愛你》，小兔子跟大兔子說，猜猜我有多愛你。大兔子也跟小兔子說，我更愛你。大小兔子一直比劃，有多愛多愛，一直到大兔子輕聲地說，我愛你的距離可以到月亮這麼長，再回來。是啊，是好多愛才能這樣，I love you to the moon and back。媽媽跟治療師一起念完繪本，之後，心中有了她可以如何讓家人和妹妹告別的方式的模樣，只要能夠表達我們的愛，很多很多的愛就可以。

媽媽說：「我做好準備了，我不是做好準備失去孩子，我是做好準備祝福我的孩子。我再也不會放棄，為孩子多做一些準備，準備我們可以跟她好好告別說愛她的時刻。」

四天之後，孩子離世了。

每個要宣告孩子離世的時刻，在場的醫護、輔導師、共照護理師都充斥巨大的壓力，因為這些爸媽家人，要送這麼小的寶貝離開，很多時候，是撕心裂肺的悲痛。

來到現場的家人，都來到了孩子旁邊。媽媽幫孩子擦身體換漂亮的衣服的時候，媽媽失聲哭了一聲之後，就拭去淚水。爸爸、阿公阿嬤在身邊輕聲說話，醫院的牧師和醫師也都安靜陪伴。

這個時候彩色氣球這一端的線，牽著很多人，做彼此心裡的依靠和陪伴。

在我們的文化，在當下的時刻都沒有辦法好好悲傷，但一旦我們還有一些機會抓住時間，就能夠找到彼此的依靠，有醫院和團隊的照護和支持。悲傷不會消逝，也不會提前釋放，我們準備不來失去，但可以提早準備祝福。

Story 11

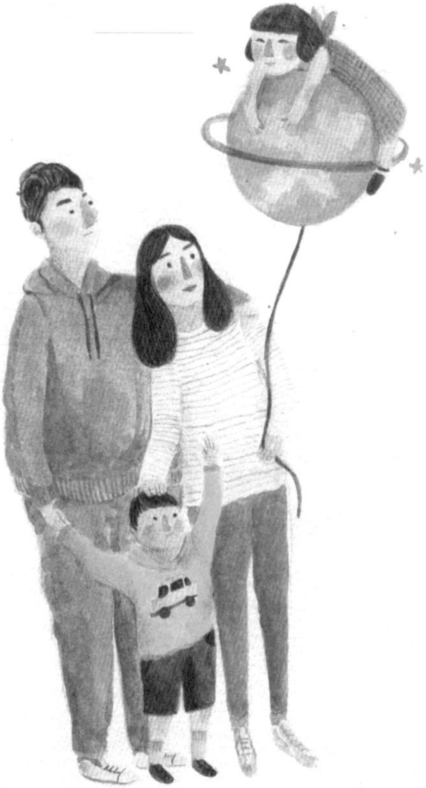

Story 12

永遠不會準備好的

曾經聽過一句話：

“There is no such thing as a baby” said Winnicott, along with “a baby alone doesn’t exist.” What exists is always a “nursing couple”：a baby plus someone who takes care of him/her.

這句話有人有不同的解讀，有的西方學者解釋，一個孩子不會獨立存在，形塑一個孩子的是他的照顧者和家人，這邊特別指的是母親。母親對孩子的影響尤其重要；另外一種解釋，兒童與母親的關係，這世界上沒有所謂的嬰兒，如果沒有照顧他的照顧者，就不會有需要被照顧的孩子（baby），也就是沒有所謂的母親，就不會有需要母親照顧的孩子。

我個人比較喜歡後面的解釋。

母親心裡想到的大部分，都是孩子。孩子出生的那一刻，會有所有的責任，會排開所有困難的事情。當然，還是會有沒辦法展現親職母愛的母親，但我相信，她只是需要其他幫忙，先幫忙她自己成為一個好的人，她才有辦法成為一個母親。

友善醫療團隊一路陪伴重大傷病的孩子，很多時候母親是主要照顧者，其實也不需要特別去問，為什麼是這樣的安排，好像沒有太多疑問，就是這樣。但也因此，媽媽們常會是在一個旅程裡面，很需要被照顧的對象，只不過，人們眼中往往只看到病著的孩子，忽略了旁邊的媽媽，在這個過程裡，也是在創傷中自己處理自己的情緒和傷口，而在孩子遠行後，獨立復原，因為人們會覺得她是個健康的大人，她沒有問題，時間就可以治癒。

人們會忘記她也失去了一個很大的依靠，忘記身為照顧者，她失去了她的 baby 那一天，她可能也不再是一個母親了。

她是個十八歲的大女孩，這個癌，讓她反覆進出醫院，而對一個療程又一個療程，中間穩定了幾個月，正以為可以喘一口氣，病況又反覆。這就是癌細胞，每當你心裡覺得這次我應該可以安全下課，癌細胞就會聽到你心裡那個慶幸的聲音，靜靜地在你沒發現的地方，再跑出來。

媽媽一直是一個人照顧她，從她還是小小女孩的時候她的印象就只有媽媽。幼稚園媽媽總是最後一個來接她的，因為總是下班來不及；到了小學，媽媽還是最後一個來安親班接她的，因為下班還是來不及。媽媽離婚很久了，那個稱之為父親的角色一直沒有出現過，女孩不以為意，有她和媽媽就好了。

然後，疾病就來了。媽媽暫時放下了工作，不錯過每一次陪大女孩來醫院的時候，住院從一開始規律的療程，四週上課，休息兩週下課，再四週上課，再休息兩週（兒童醫院慣稱來醫院住院是上課，療程結束是下課，療程終止是畢業）。母女一路扶持，但走不到她們想要的終點。

一個療程換過一個療程，一線用藥換過一線用藥，從標準用藥，試到美國 FDA 核可但是台灣還沒有健保給付的藥，從局部的放射治療到全身治療，從靜脈滴注的藥，換到口服，再換到合併用藥。

一路換到有一天醫生跟媽媽說：「我們，沒有藥可以換了，孩子沒剩多少時間，心理要做準備，家裡也要做準備，相關的安排都可以找人商量準備起來了。」

在換藥等藥的時候，媽媽幫女孩換到一個很舒服的單人房。

兒童病房的單人房有一整片的窗戶，如果病房在青島東路這頭，你可以看見中山北路來往車燈，下雨的夜晚特別美；如果單人房在中山南路這一頭，你看得見一片廣闊的天空，藍天白雲在那個窗景，你可能一度會忘記你是住在病房，會以為你在哪個度假飯店。

單人房的好處是很安靜，不會受到打擾，晚上沒有其他點滴的警報聲，也沒有其他孩子因為治療的不適不止的哭鬧聲。但沒有其他床的聲音讓你分心的時候，這個房間就是母女的城堡，守護彼此的時候，也只有媽媽能看著女孩，一點一滴在你面前變得不那麼清晰。

這單人房一住，就是好長一段時間，宣告了癌末，宣告了孩子可能剩的時間不是太多。

安寧照護的團隊很早就進來協助媽媽和女孩一起走過這段旅程，大女孩的心願名單，在可以幫忙實現的時候一一實現，大女孩也不貪心，想要看看她喜歡的 YouTuber，喜願協會也一起幫忙成全這個願望。YouTuber 坐在女孩床邊的時候，他們聊到她最愛哪個影片，拍片的趣事，蒼白的臉龐滿是燦笑。

在這個過程，醫療輔導師和藝術治療師們也協助媽媽，一起做藝術創作，和女孩一起畫畫、拼貼。治療師們還安排了一個告別的小儀式，讓她們彼此擁抱，說出感謝，還有之後無盡的想念。媽媽在過程中，無不盡心盡力地和治療師及醫療團隊討論她接下來該怎麼做，怎麼讓女孩最舒服地遠行。

孩子很努力，就這樣一天撐過一天，然後一週，然後又幾個月，醫療團隊、共照護理師和媽媽，都在做準備，這樣陪他們準備了一年，然後有一個晚上，孩子離開了。

離開那一刻，媽媽徹底地崩潰了。在病房哭倒，哭喊著，讓孩子回來，走廊迴響的都是懊悔不捨的哭聲，撕裂了心肺的哭，不管身邊其他家人或護理人員怎麼拉住她的大哭。

這時，旁邊有人偷偷地問其他床，啊不是知道快不行很久了，怎麼媽媽還沒有準備好？

到那一刻，沒有人，沒有一個家長或其他家庭成員，是有辦法準備好的。永遠，不會有人準備好的。醫療團隊和安寧照護團隊能做的，也都做到能力所及的最好，就是讓媽媽參與整個過程，一起和孩子分享當下的情緒，一起擁抱，感謝和想念。

也許會有人問：「媽媽還是不能接受啊！還是崩潰了！你們做這麼多，到底有沒有用？」

「有沒有用」的定義是什麼？這是個好問題，什麼叫做有用，什麼叫做沒有用？讓人們當下不要太傷心，有辦法處理很多事情？還是讓人們不要一輩子懷念，不要因為一直牽掛著孩子而日子過不下去？還是讓人們不要愧疚，不要覺得沒幫孩子做到更多更好？

這些都解決不了，因為不論什麼樣的介入，什麼程度的介入，人們就是需要傷心、需要釋放情緒、需要想念。但是如果少了團隊協助的過程，人們的傷心、情緒和想念，可能就真的會壓倒他們，讓他們無力向前。

擁抱，感謝，想念，我們就做到這些，雖然永遠不會有人準備好，但我們繼續做，媽媽一個人一定不會有那麼多的力量，但夠多人，就會撐住你一起擁抱，感謝，想念。

Story 13

病房裡的大象

房間裡的大象（Elephant in the room），一句英文俚語，用來隱喻某件很明顯卻被所有人集體視而不見、不做討論的事情或者風險。

這個病房裡有一頭大象，大家都看到了，但沒有人要去討論牠。

十八歲的大男孩在加護病房快三個多月了。三個月，你可以想見，一個本來青春活力的大男孩被困在不能自由活動的加護病房三個月是多麼可怕的事情？

大男孩的病程來得很快，去年被診斷為比較罕見的癌症之後，就開始了第一線的化療，住院、出院、上課、下課。

一線化療後，疾病很快地再往前走，這樣的狀況下進行幹細胞移植是最好的安排，幹細胞移植對血液腫瘤的病人來說，就是個九死一生的過程，中間受盡最多的苦、最高劑量的治療，換來全新人生的幹細胞。如此收穫，必有一定風險，移植後的副作用也是每個人不盡相同，過得了這一關，也未必完全海闊天空，只是多了一點時間和多一點勝算，很多病人，不論大人還是孩子，都會因移植後的副作用吃盡苦頭。

大男孩就是移植後，出現急性胰臟炎副作用，進了加護病房。急性胰臟炎治療過程中，病人要禁止飲食飲水，七天到一個月都有可能，需要讓胰臟充分休息。

意識清醒，不能喝水，然後在加護病房關三個月，大男孩有一天，趁護理師沒有注意的時候，把點滴扯下，想要喝裡面的生理食鹽水；又有一天，想要用點滴靜脈輸液的管線，纏住自己的脖子……又一天，他傳了簡訊給朋友，說他想放棄了，看不到未來……

病房裡那頭大象，就在那裡走來走去。這頭大象，不是醫療團隊給多少藥物壓得下來的，也不是單有心理諮商或精神治療藥物可以單方面讓牠消失的。

大男孩生在一個很典型的家庭，爸爸努力工作，媽媽照顧家裡然後照顧孩子的起居和功課。大男孩就是個普通的十七歲大男孩，有自己的生活、也要追趕課業，考試那個門就在那裡，大家都在準備跨過。功課沒有輕鬆的一天，但閒暇還可以和朋友跳街舞、聽音樂，討論最新的韓風打扮。當然，媽媽總是沒停下來問他書念了沒，考試準備得怎麼樣，媽媽在叨念的時候，大男孩戴上耳機，坐在書桌前就好了。

每個十七歲的人都是這樣過日子的，只有他在發病那一天開始，改變了方向。

確診血液癌症之後，醫師在建議第一線化療方案前先做了基因檢查。基因檢查在血液癌症是非常重要的一環，有些癌症類型的基因型不同，可能會有最新的相對應的藥物，同樣的，有些基因型不同，醫生也會依照經驗及指南預估治療的預後及反應，做一系列的安排，癌症治療是個治療計畫（treatment plan），什麼治療後面可能需要接續什麼，哪些病人是和哪些方案，都是按照病人個體安排的。

畢竟是十七歲的大孩子，是大人了，在聽到自己罹癌之後，雖然震驚但是也只能吞下來，住院就住院吧，治療就治療吧，還能怎麼辦？

基因檢查結果，發現這個癌症有很大機率，是源於媽媽身上帶著的一個隱性基因，在媽媽或其他女性家族成員身上沒有表現出來，如果媽媽今天有生女兒，這個女孩就不會有這個基因表現所引發的癌症。但在大男孩身上是一個顯性基因，表現出來並啟動了癌症的開關。

事情發展到了這裡，大象就跑出來了，占據病房的一個小角落。

治療開始時，媽媽和爸爸沒有主動跟孩子討論過這個基因的問題，治療中間，也沒有。但病房總是就這麼點大，大男孩就是知道了，但是，沒人去問他「你怎麼知道」和「你知道了怎麼想」，然後大家就一起以為什麼事情都沒有發生，日子往前過就是了。

治療中，媽媽還是擔心大男孩的課業。本來要準備要考大學了，在醫院這麼久，進進出出，不去上學，跟不上怎麼辦、考不好怎麼辦？媽媽在陪病中，還是會要求大男孩生活起居，起來不要一直打電動開手機，要念書，要跟上學校的進度，要怎樣怎樣……跟平常在家裡一樣，跟平常大男孩健康在家裡的時候一樣……

但是，現在不是啊！大男孩現在在醫院，生病了，不是一般感冒肺炎幾天就好，這是個癌症，是不治療會死掉的癌症，是要打很強的化療的癌症，是需要一次住院掛點滴好幾週的癌症，是每次治療會有很多副作用很不舒服的癌症。

這些，你以為媽媽不知道嗎？應該都知道吧？這裡是兒癌醫院，你放眼所及，全部都是一群光頭化療，小小孩哭天喊地，大小孩痛到躺床上不動，再大一點的孩子也是虛弱到在病床上拉起簾子的兒癌病房。

媽媽知道，但媽媽不說，媽媽，不說。

這是個媽媽生出來的保護機制吧？

「我們可以假裝生活如常吧？」不，這不是假裝，孩子治療好了馬上要考大學了，「我們考不好怎麼辦？」這是孩子一輩子的事情，最重要的事情。

媽媽如常地關心生活起居，關心功課進度，學校還要孩子交作業，媽媽一直追著孩子把功課寫完。但這些和孩子治療中的不適、對疾病的疑惑、為什麼是自己、接下來會怎麼走……這麼多心裡面生出來的問題是徹徹底底平行的擔憂。

但是媽媽不主動問，大男孩也不會主動說到底怎麼了，生活和治療中，他們的關係越來越緊張，心的距離越來越遠，這頭大象就從一個小角落，開始在房間裡自由走動，變成好大好大的一頭大象。

當需要進幹細胞移植的階段，大男孩進幹細胞移植室無菌隔離一個月，然後離開移植室一個月後因為併發症馬上進加護病房三個月，整整四個月無法下病床後，孩子就崩潰了。退縮、對醫療的要求不配合，本來能自己口服的藥都拒絕吃了，因為治療副作用口腔黏膜破了也不願意自己配合清理消毒，整個人被淹沒在無力的憤怒和憂鬱裡。

病房護理師照會了兒童友善醫療團隊，治療師在和大孩子建立關係時，尤其已經生病了的大孩子，不祈求他們完全敞開心胸，但希望至少能讓孩子抒發情緒。同時也會看看照顧者這邊是不是也有需要協助的地方。

治療師第一次跟孩子在加護病房聊，孩子說了一些治療上的細節，講了很多都是醫療的事情。治療師聽著聽著，問了他：「這些是醫生他們會幫忙你的事情，我想知道更多的是，認識你，你是誰？躺在這邊跟我說話的是誰、是什麼樣的人？」

孩子頓了一下，崩潰痛哭，哭著說：「我不知道我是誰……」

進移植室前，大男孩還是個內向但溫暖有禮貌的大男孩，他會關心其他的小朋友，會跟新來的小屁孩打招呼，對護理師的問候也有反應，也會問候談笑。但現在，困在這裡，這麼多他不能控制的事情……

因為大男孩已經在病床上前後待了四個月，肌力非常差，沒辦法施力也沒辦法站立床邊，最重要的是，他沒有再站起來的動力，找不到站起來的意義。藝術治療師在和大男孩聊天，知道他生病前很愛跳街舞，會看 **K-Pop** 表演的 YouTube，也會跟朋友一起去國父紀念館跳舞或是去西門町快閃。

治療師帶了素材讓孩子設計，治療師通常不會單純地說：「如果你出院以後還想去跳舞，我們來設計一下大家跳舞的隊服吧。」因為這樣如果孩子又因為病情變化需要待在醫院一陣子，就又是巨大的失望和失信。

就畫吧，不催促他，讓他自己主導設計。創作的同時，大男孩一直是安靜不多說話的，直到畫完那一刻也是如此。

治療師說：「那你把隊服都畫好了，命名吧！你可以幫它取一個英文名字嗎？」

「我可以命名嗎？但我想不到什麼英文名字耶……」大男孩說。

治療師接著說，你可以慢慢想啊，邊治療的時候邊想，可以上網查，也可以跟在網路上跟朋友討論。

大男孩看著他創作的街舞隊服，眼神有了小小的光芒，很小，你不認真看可能看不到，可能會被陷在病床的樣子擋住，但你認真看，是會看見一個小小的光。

接下來，治療師會鼓勵大男孩，為了早一天繼續舞動，我們要開始做準備了！不用馬上飛起來，但一天設定小小的目標。治療師說，有天他經過加護病房服務其他孩子，他看到病房另外一邊的大男孩，試著在床上做出踩踏的動作，用力地踩踏，儘管身體不能下床，那一刻他心裡應該已經騰空躍起。也許那時候，他正對自己小小聲地說：「有一天我真的能再一次站上街舞的舞台，感受到肌肉的力量。」

另外一邊，團隊的治療師開始和照顧者媽媽聊。媽媽的擔心全部寫在臉上，對那男孩生活的要求、對功課考試的擔心，在和治療師聊時，媽媽一直說話一直說話，叨叨絮絮，從孩子第一天診斷、到幹細胞移植，再到加護病房，鉅細靡遺地把所有孩子醫療上發生的大小事全部跟治療師說一次，說完後再繼續跟治療師說，很擔心他的課業跟不上，孩子都不聽話，讓他們的關係很緊張。

治療師請媽媽停一下，「媽媽，除了課業以外，妳真正擔心的是什麼？」

媽媽這時，才說出了孩子的病，是她的隱性基因造成的。這時的媽媽，眉頭緊皺，生氣地說出了這個基因的源頭，抿著嘴說：「我不會自責，這基因這樣不是我造成的，不是我的錯，這不是我的錯，我不會知道有這種基因。」講著講著，眼眶泛淚。

媽媽從來沒有主動說，這一路孩子的苦，孩子和她緊綳的關係，和基因檢查有沒有關係。她也從來不想或不敢和孩子討論這個問題，她覺得沒有關係，因為不是她的錯。

媽媽說，有一次聽到輪班照顧的爸爸，以為媽媽不在附近，爸爸和孩子說：「你不能怪罪媽媽，這不是媽媽故意的。」這時好像爸爸的陪伴和孩子很貼近，是可以勾肩搭背的夥伴，而媽媽是孤單的一個背對他們的人。

這些氣憤和悲傷情緒，被媽媽自己埋起來，但媽媽在不知不覺中，也被自己無力宣洩的氣氛和悲傷，埋了起來。

隱性基因在孩子身上的顯性疾病，或許真的是命，真的不是誰故意造成，但讓媽媽深深自責，卻又不知道如何和孩子對話，明明深愛，卻又有好大的距離，彼此感受不到彼此的心意，呼吸起來整個空間卻又都是重量。

治療師說，這是個很大很深的議題，創作對孩子和家人也許是保護的機制，畫面所呈現的，對方不一定能猜到正確的意涵，期待未來，他們可以隨時準備好和彼此談談、聆聽。

大男孩在康復追蹤中，這頭大象或許還在房間裡，沒有人一定要去把牠戳破，但希望有一天，大象會到一個很遠的角落，或者，一家人可以，找到方法，打開另外一扇門，攜手走到另外一個天地。

Story 13

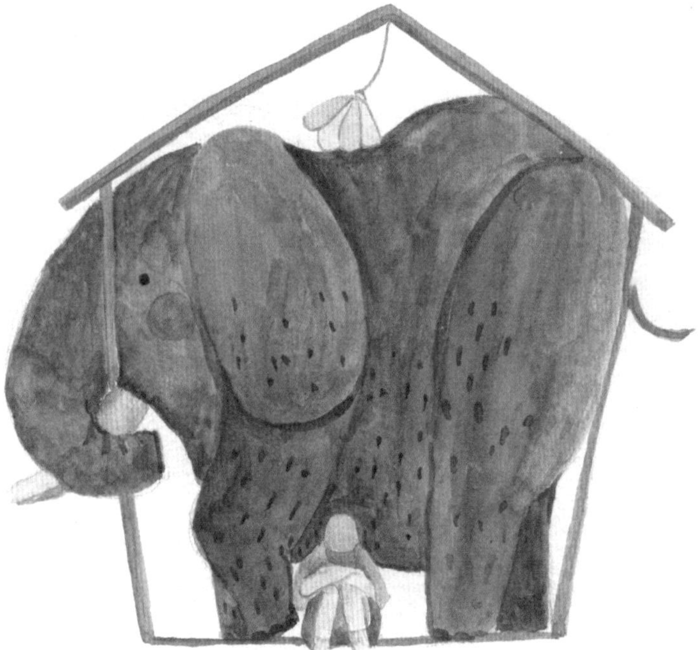

Story 14

我答應過她的，I've promised.

「身為媽媽，妳答應過孩子什麼？」如果忽然被問起這個，妳會想起來什麼承諾？

「我答應過她的，等她離開以後，我會去離婚的，我答應過她的，她希望我過得更好……」媽媽堅定地說。

小女孩是六歲的腦瘤。

腦瘤是個很可惡的癌症，對啦，每個癌症都很可惡，但我私心覺得腦瘤最可惡，因為它侵蝕占據人們的腦，影響了我們行動的能力，影響了我們去擁抱親愛的人的能力，影響了我們的認知，影響了我們努力記住我們愛的人們的樣子的能力，非常可惡。

腦瘤很難被發現，連大人都很難從日常健康檢查發現，何況孩子。常常發現的時候，是因為腫瘤的大小、長的位置和惡性侵犯的程度讓你走路跌倒、讓你頭痛欲裂、讓你四肢不受控制，忽然一個開關打開，一團混亂之後再慢慢關掉你重要的功能。

疾病來得很快，在影像檢查診斷後，醫生了解這是個預後很差的類型，預後（prognosis），代表的是醫生們根據醫學文獻、統計和他們的臨床經驗，判斷生病的人們在當時的狀況下，推估未來經過治療後可能的結果。如果醫生在跟家屬開會的時候，用了「預後」這個詞來溝通，大部分的家屬第一時間是聽不太懂醫生想要表達的意思，醫師們才會再緩緩地解釋，他們一定會按照目前所有可用的、有醫學證據的方法來擬定治療方案，但是這個類型的疾病，是很惡性、很凶狠的，後面的結果預計不會太好，家屬們要有心理準備。

到這裡，家屬聽懂了，我的至親或孩子，會走。

在這種情況下，安寧照護和友善醫療團隊就會提早跟著孩子和家屬一起開始治療和走這一段旅程，不會等到孩子一再的治療失效，或是等到病房的護理師或醫師照會才進來幫忙，因為這是個啟動後一定會發生的結局，只是怎麼樣在不論多長的時間內發生。

一度昏迷插管，醫師判斷接下來復元的機會很低，小女孩清醒後從加護病房回一般病房後需要四肢用醫用的束縛帶固定，因為怕孩子躁動扯掉呼吸器。藝術治療師第一次見到孩子，就是在這樣的情境下，孩子醒著，但眼神絕望的悲傷，她不能動，她也不知道接下來怎麼了。

小女孩生病前，是個帥氣成熟的六歲孩子，她不愛紛紅色蓬蓬裙，她喜歡車子模型和忍者，喜歡和爸爸在家裡玩打拳擊的遊戲。

住院的每一天，只要不是在加護病房，媽媽大部分的時間會和孩子擠在一張床上照顧她，在床上看她深深沉睡、醒了陪她看 iPad，因為六歲的孩子其實已經很大了，媽媽為了給孩子大的空間，你永遠看著她都是側著身、最大程度地彎曲自己。她不敢離開，她要每分每秒在孩子的身邊。

爸爸偶爾會來換班，孩子拿掉呼吸器的時候，也可以看見爸爸和孩子正常的互動，照顧孩子的生活起居。

但你感覺得出來，爸媽之間有一定程度的緊繃，這是一般的交接，也有很大程度的不信任，媽媽不確定爸爸有沒有辦法做好偶爾照顧的工作，而夫妻之間的緊繃，你會明白，或許孩子生病之前，兩人就已經有未解的難題，只是孩子生病之後，這個難題會放大到對孩子的每個處置都有不同的意見，也許有埋怨，也許有憤怒，也許怨另一個人做得不夠多，也許感慨怎麼做另一個人都不滿意。

治療師問過媽媽：「怎麼都是妳在照顧，有機會要不要換班，讓自己喘一口氣？」媽媽會說，女兒說爸爸都聽不懂她要幹嘛，媽媽不放心交給爸爸。媽媽的不快樂不太會外顯，但是你會感受到她的焦慮，一步都不敢離開女兒的焦慮。

當小女孩拿下呼吸器可以說話後，有一天跟媽媽說：「媽媽，妳可不可以跟醫生說，乾脆把我的腳切掉，反正現在我什麼也不能做了，我想去死……」

他們不快樂，在孩子生病前就不快樂，孩子面對這個巨大的生命挑戰之後，變成三個人的不快樂。然而，治療師和共照護理師不是魔術師，他們能在最大的範圍下做到藝術治療、心理輔導開導、協助安排安寧照護需要所有大小事項，但是她們沒有魔法棒，不能點一下，閃個小火花，原本家庭裡的不滿和課題，都能因為孩子的病，馬上消失不見。你也不能有魔術，騙一個成熟的六歲小女孩，她在困在這張病床上之前，就已經看見爸媽彼此的距離，你怎麼讓她在這個更容易有衝突的時候，看見兩人忽然緊緊相依。所以當一個人極度害怕失去的時候，另外一個人就選擇暫時離開，不去爭奪陪伴的時間空間，也或許，另一個人完全沒有準備好怎麼面對這一刻。

大人對孩子的愛，表達方式不同，但孩子卻無法感受。治療師能做的，只有引導抒發和陪伴。

最後一段時間，在孩子還可以清醒好好說話的時候，治療師讓女孩說出想要對爸媽說的話，治療師會幫她寫在卡片上給爸爸媽媽。

女孩跟媽媽說：「媽媽，謝謝妳一直陪著我。」

女孩想跟爸爸說：「我在我痛痛的時候，我希望你也能來陪我。」

在孩子睡著的時候，藝術治療師和媽媽一起做藝術創作。媽媽畫了一張黑白剪影的側臉，一張悲傷但堅毅的側臉。

大人的沉重，孩子的無解，三個人都困在其中。

媽媽有一天跟治療師說，她答應女兒了，她去當小天使以後，她一定會去離婚，女兒說：

「這樣媽媽妳才會快樂。」

這個時刻，其實你分不出來，誰才是誰的父母，誰關心誰的快樂了。

現世下，我們永遠不知道我們還有多少時間，愛誰、不愛誰，要在誰身上放最多你寶貴的時間，要離開誰，要擁抱誰，不要再多想，你不會想要在親愛的人離開的時候，才去實現你們的承諾，那該是你擔心她的部分，而不是他們邊飛遠邊回頭看我們的掛念。

Story 15

媽媽，這次換我保護妳

不是每一個照顧者都有辦法在照顧孩子的同時，顧好自己。病房有很多看起來無敵勇敢的媽媽，但更多的是看不見的、疲於奔命到處找資源幫自己孩子的媽媽，她不會讓你看到她需要幫忙，但這個時候我們最擔心的，卻是媽媽看不見自己的需求，看不見自己也需要另外一雙手拉她一把。

媽媽好，孩子才會好！這是我這幾年在兒童醫院堅信著的話，媽媽自己一定要好。媽媽如果沒辦法體察自己陷在困境裡面，不僅在體力上無法負荷照顧生病孩子的重責大任，心理上更可能把自己捲到深不見底的漩渦，而妳的寶貝只能仰賴妳，妳怎麼能不好？

小女孩七歲了，剛要上小學，卻被診斷出白血病，只好先跟學校申請緩讀。媽媽的老家在中國，跟爸爸相愛後回台灣建立他們的家庭，小女孩還有一個哥哥，跟很多台灣小家庭一樣，一家人跟公婆住在一起。

媽媽在這個傳統台灣家庭裡的困境，在女孩生病前就存在了。在這裡舉目無親，卻做什麼婆婆都不滿意。台籍的婆婆對這個外籍媳婦處處都有意見，帶著偏見，總覺得媳婦是為了兒子的財富才嫁來台灣，分分鐘都懷疑媳婦會拐著一家人返鄉置產，帶小孩離開她；又因為不了解彼此的生活背景和習慣，總是覺得媳婦低人一等，不是她心中理想的媳婦。爸爸總是站在媽媽這一邊，不能確定是萬幸抑或是不幸，她有親愛的先生做她的靠山，但卻做不了緊張的婆媳關係的防火牆，先生越是捍衛她，和婆婆就常有言語衝突，婆婆越是覺得失落，兒子不聽她的話。然而為了親愛的家人，她的一雙寶貝兒女，她每天努力做到最好，但好像總是這樣，越想努力越緊張，越緊張就總是出錯被責備。

白血病有固定的療程，孩子需要歷經漫長的時間，中間有引導期、鞏固期不同的化療，會發生的副作用幾乎每個孩子都躲不掉——過敏、發燒、口腔黏膜潰瘍，小女孩每次需要清除口腔潰瘍的時候，都會用盡全身的力量尖叫，那個聲音，你在走廊的盡頭都聽得到。孩子尖叫是一種她保護自己的方式，是發洩自己不舒服的方式，因為真的很痛很痛。藝術治療師嘗試每次讓孩子在口腔清創之後舒緩下來，漸漸地，孩子知道這就是治療的一個過程，她還是會尖叫，但尖叫後會平靜下來跟治療師一起畫畫、創作，她知道清完之後她會往好的方向走一點點，她的畫會多一點點明亮的顏色，她會拿回一點點自己的力量。

但是媽媽在這些治療的必經之路，好長一段時間，一直沒辦法調整過來。本來在家裡的無助和壓力，到醫院之後加成、放大。

在醫院的時候，她總是繃緊神經，一直怕自己做得不夠好。有時候療程預定可以下課前，孩子突然發燒，她都會怪自己怎麼沒把孩子顧好：「別的孩子都能夠時間到就下課回家喘一口氣，我的孩子怎麼沒辦法？」有一天，孩子的人工血管（Port-A）感染了，孩子又再發燒，必須打十天抗生素的療程觀察狀況，本來答應孩子可以回家的預期心理又失望了，她對自己完全無能為力。又有一次，孩子醒來忽然沒有緣由地說不出話，沒有辦法發聲，她更是快要歇斯底里。

有一陣子，住在同一個健保三人床病房的隔壁床孩子，幾次在病危的狀態，整個病房都是非常緊張的氣氛，護理師半夜進出、各種偵測生命跡象的儀器不定時會發出警報、點滴一直會響、還有隔壁爸媽的啜泣，都讓她在裡面成了驚弓之鳥。

在醫院是孤島，孩子療程告一段落，下課回家休息兩個禮拜的時間，她和女兒更是在家成為孤島。因為怕抵抗力低下的孩子受到感染，她和女兒都會關在房間足不出戶，小心翼翼，深怕孩子回家的時候有什麼狀況，影響回醫院的療程和化療的功課表，回到家也不敢跟另外一個孩子有互動，又被責備是不盡責的母親。感覺每個人在這個家裡都有一個位子，只有她哪裡都沒有，一無所有卻又一步都不能離開，無處可去也不能拋棄。

藝術治療師在跟孩子畫畫的時候，發現了孩子畫的人物可能抱著貓，但都不會畫到頭。因為畫了頭，就要畫表情，孩子畫不出來快樂地微笑的表情。媽媽的緊張害怕，小女孩彷彿知道。

有一次，治療師讓孩子和媽媽一起摺紙創作一個神奇眼鏡，戴上眼鏡後可以看到心願。治療師問孩子：「妳看到什麼？」小女孩說她看到她飛到外太空，身上沒有那些管管（點滴管）。治療師把眼鏡遞給媽媽，問媽媽看到什麼，媽媽戴上後卻忽然哭出來說，她看到以前可以帶女兒去大安森林公園散步，現在她困在這裡，哪裡都不能去。

治療師找機會和媽媽聊，才發現媽媽幾乎有足足三個月，沒辦法在醫院好好睡，無法好好休息。治療師鼓勵媽媽，跟其他房間的媽媽在洗衣間或是茶水間，可以聊聊，分散注意力，也建議她可以在孩子穩定的時候，去醫院的樓梯間散步，運動一下。

媽媽開始會跟治療師說，她深深的自責……

她自責沒有照顧好女兒讓她生病，她自責沒有陪伴好大兒子，她自責讓女兒的人工血管感染，害她療程要暫時中止，她自責都是因為她害女兒沒辦法回學校上課，這些自責出現在每一次和治療師的聊天，並沒有改善，治療師也發現，她們如果下課回家後再回到醫院上課，媽媽的狀態更差——在家裡婆婆的指責更多。

孤島上漸漸地，只剩媽媽一個人了。

慢慢地，治療師和護理師發現，媽媽照顧孩子的能力越來越差，護埋師交代的事情媽媽之前做得到的現在都做不到了；媽媽開始在醫院不洗澡、不整理自己、不換衣服，她連自己，都照顧不來了。然後變成惡性循環，她繼續更大地自責，她這樣怎麼照顧女兒，啊，媽媽病了，媽媽需要幫忙。

還好，媽媽自己有病識感，知道這樣下去不行，鼓起勇氣在中間空檔去台大的精神科掛號、拿藥，想要讓自己快點恢復正常，好好回來照顧女兒。但是可能藥物有副作用，媽媽吃了藥之後開始出現顏面神經的問題，整個臉都歪了、不對稱了，她整個人狀態更差了。

媽媽崩潰地跟婆婆說，她活不下去了，她要去死了。精神科醫師堅持，他們要先照顧媽媽，孩子必須家裡其他人先去幫忙。不把媽媽拉回來，孩子真的可能會失去她。家人本來還不同意，但是媽媽很堅持她要去住院，她一點都不怕住過精神病房的汙名化，或是家人所擔心的別人的指指點點，她知道她整個人都不對了，她必須要好，她必須要恢復健康才行。

於是，媽媽進了精神科病房住院兩星期。住院必須收起病人的手機，專心治療，於是媽媽在沒有外界訊息、沒有聽到孩子的狀況、沒有看到婆婆奪命 Line 訊息的兩週，調整自己、放鬆自己、什麼都不要去想，放下那些逼死她自己的壓力，放過自己。

媽媽住院的時候，婆婆代替她來照顧小女兒。真的來照顧才知道，在醫院照顧生病的孩子不是簡單的事，也不是人過的日子。一開始的一兩天，婆婆在醫院講話也是鏗鏘有力，對自己很有信心，後來兩週下來，婆婆壓力巨大，吃不好、睡不好，孩子中間因為發炎肺積水，需要插胸管抽胸水，婆婆嚇得半死，她才知道在這個醫院的環境裡生活的每一天、照顧著孩子的戰戰兢兢是怎麼一回事，她才知道病房裡的壓力和緊張會把人緊緊抓住，你如果沒有力量爬出黑洞，你就是在裡面墜落。

媽媽住院的時候，孩子和藝術治療師一起用媒材做一個很大的蝴蝶結，蝴蝶結裡面塞滿棉花，治療師跟孩子說這是許願蝴蝶結，讓她許一個願望放到裡面送給自己。可你們知道嗎？孩子許的願望是希望媽媽快快出院，而不是她自己快快出院。

媽媽出院後，又開始了照顧孩子的日子。第一次帶著孩子回醫院住院的時候，治療師和孩子一起畫畫，孩子畫了一隻棕色的小熊，小熊身上有一顆大大的愛心，媽媽被畫在愛心裡面，緊緊地，被愛心包住，這次，換女孩的小熊和愛來保護媽媽了。

媽媽開始知道怎麼分散注意力，怎麼把日子過下去，怎麼讓自己能夠好好地照顧女兒。她開始追劇、開始會跟其他病房的媽媽聊她們最近一起追的劇。小女孩跟治療師說，媽媽好無聊，最近都在看劇，但是你看得出來，小女孩是開心的，她開心媽媽臉上再沒那麼緊張的線條，媽媽還有其他的重心。

一年的療程裡面，小女孩雖然還是一再地經歷治療的副作用，還是會因為沒辦法回學校上課跟媽媽生氣，但媽媽都能夠更溫柔地接受孩子來的怒氣。

最可愛的是，小女孩會在婆婆來醫院看她的時候對著阿嬤說：「阿嬤，要換妳來照顧我了，這樣我媽媽才有辦法去休息！」

一直在照顧孩子的照顧者和媽媽們，如果自己不見了，會是很可怕的事情。媽媽們要顧全太多人了，太辛苦，卻常常沒有顧全到自己。媽媽常常會有內建的機制，否認自己也需要幫忙，因為她們總是擔心如果她們倒了病了，她的小孩怎麼辦？

但是媽媽們，友善醫療團隊其實不只能幫助妳的孩子，也有機會能夠幫助到妳。即便她們不能直接給予妳諮商或幫助，她們和護理師都會幫妳轉介需要的資源，不論是心理或社工等方面的資源，她們不只服務妳的孩子，整個醫院會一起服務妳、幫助妳，因為唯有妳健康、妳好好的，妳的孩子才有力氣與勇氣，完成不簡單的旅程。

共照護理師說，那天收到孩子的卡片，孩子小小秀氣的字寫了「謝謝阿姨，因為有妳，我才有開心的媽媽」。

媽媽好，孩子才會好！不只生病的孩子和他們的媽媽，這適用所有情況的孩子和每一個母親。

孩子也會一起，保護妳！

Story 15

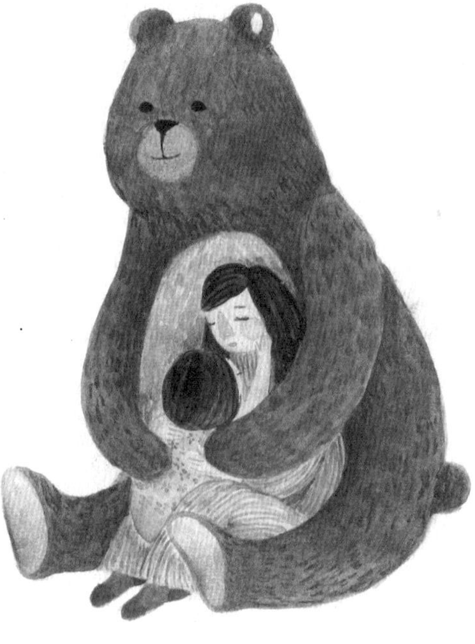

Story 16

摳摳手到打勾勾

病房護理師把孩子轉介給兒童醫療輔導師和藝術治療師的時候，是因為孩子不管在住院或加護病房都極度焦慮，焦慮到會一直想抓下他的呼吸器，焦慮到不住地摳手，都摳出傷口來了。

男孩是先天性心臟病，法洛氏四合症（Tetralogy of Fallot），在孩子小 baby 的時候就會有發紺、躁動、蒼白、呼吸急促等症狀，從小到大做了大大小小的手術，還是小小孩的時候手術不會有問題，因為他不太記得。孩子越大，越知道他每次來醫院做很多醫療措施，五歲的他懂事了，就開始焦慮了，而這樣的焦慮隨著年紀越大，越發嚴重。

小小孩常常會被排在當天的第一台手術，因為手術前都禁食，通常不會讓小小孩太晚手術，因為這樣會讓孩子禁食太久，所以都是安排他在早上八點的那台刀。

早上八點是手術準備區最多人、最繁忙吵雜的時候，大一點的孩子或是大人都會先進準備室等候，換衣服、等麻醉科醫師再檢查一次等等，五歲的孩子在裡面，顯得特別渺小，即便有一個送他進手術室的家長在旁邊陪他做術前準備，看到的都是不認識的醫護人員靠近孩子或大人說話，還是會特別緊張。

兒童醫療輔導師就會在這個時候，蹲在孩子床邊，很詳細地跟孩子說：等下我們會做哪些準備，會到什麼樣的空間，有哪些東西會放在你身上保護你，你可能會有什麼感覺，然後麻醉科醫師會從管管接頭加藥進去，不打針，然後你就會慢慢地和麻醉科醫師一起從一數到十，然後你就會想睡覺，睡一覺就所有事情都完成了，等你醒來，媽媽就會在你旁邊，可能有的時候會讓你去一個加護病房休息，等你越來越有力氣了，就會讓爸爸媽媽來你身邊照顧你，中間你在休息的時候，爸爸媽媽都在外面等你，你不要害怕。對，就是需要跟一個已經開好多刀的孩子，再鉅細靡遺地說一次流程，幫他建立秩序感，不會有太多不確定感。

然後跟他講好：「這次手術後你醒來，我們等下要貼哪一個勝利貼紙？你現在可以先選，等下你醒了我們就一起貼上。」

這樣的一個儀式流程，從五歲開始就建立，即便中間他開了更多臨時的、預備好的刀，都還是需要。因為孩子需要信心，他每次進來，都會走一樣的流程，順利地離開。

等孩子回病房，治療師也會跟孩子約好玩遊戲，治療師會帶一些醫療遊戲，有醫生裝備的玩具組，有空針筒、管管、紗布、膠帶線、氧氣面罩（豬鼻子），每一次每一次地讓孩子摸、讓孩子玩，有的時候是準備手術前玩，有的時候是從加護病房回一般病房後玩，這其實是一個減敏的過程，讓孩子習慣，不要那麼害怕。甚至可以讓孩子角色互換拿回一點主控權，平常都是他被別人打針、戴上呼吸器，他今天可以當一天的醫生，幫娃娃打針、幫娃娃戴上豬鼻子呼吸面罩。

孩子一焦慮起來，會忍不住一直摳手，常常手指頭都是傷口和 OK 繃。治療師也會幫他準備不同的遊戲，讓他的手忙著玩，暫時忘記摳手。

一開始孩子很退縮，治療師跟他對話他的眼神都跟爸媽求助，希望爸媽幫他回答，讓爸媽當他的代言人。慢慢地他跟治療師建立關係，也會開始跟治療師互動說話。

因為先天性心臟病還會有其他併發症，每年都還是會需要回到醫院做一些小手術，但因為孩子手術後血氧的情況都不是太穩定，術後都會先推到加護病房觀察，穩定了再送回一般病房。

孩子越長大，越害怕去加護病房，因為害怕在加護病房會被強迫睡覺，他不喜歡鎮定之後半夢半醒、掌握不住自己的感覺。同樣地，媽媽會跟他再建立規律性，預先知道：我們這次大概會在加護病房待多久，你會需要戴上呼吸器，但是我們都在外面等你，然後會先幫你準備你習慣看的故事書，你可以分享給裡面加護病房的護理師一起看，你就不會害怕了。然後讓他選擇等等他要自己帶到加護病房的東西，書或玩偶，自己選，就更有安全感、更能掌控自己一點。

慢慢再長大了一點，孩子上了小學，有了好朋友，喜歡上學。每年回醫院再做各種進廠維修，孩子的不安全感又升高了一點。這次，他是害怕進八樓加護病房後，不能和同學一起參加活動、不能去運動會，但還是希望跟朋友在一起，於是，又開始了摳摳手，摳出了傷口，又開始了巨大的焦慮。

有一次，手術後的併發症比預期多，在加護病房不是以前的一、兩天，沒有預期的他被插著管在加護病房兩週，孩子強烈地哭著用手指比樓上，他要回樓上的病房和爸爸媽媽在一起，爸媽和治療師在探視的時候，還是平靜地讓他知道，會有規律，離開加護病房之後會完成哪些對他的承諾。這時候勝利貼紙可能沒有太大的吸引力，但爸媽的尊重、支持和堅定，這次換成了打勾勾，是另外一種規律和安全感的貼紙和信物，這些都需要爸媽、輔導師和孩子開誠布公地討論，不是單向地讓大人跟他說明而已，孩子自己可以準備好，他要帶哪些物品一起去手術室或是加護病房，他自己可以參與來建立自己的安全感。

但是可能也是因為照顧的是重大傷病、有先天性心臟病的孩子。爸媽不得不成為或可能本來就是非常理智堅強的一對爸媽，他們都會跟孩子說道裡，比如說因為術後的指數比較高，會需要限制某些飲食或成分的攝取，他們都會跟孩子解釋，也會跟孩子討論，晚一點我們等醫生北北幫我們測了之後，到達某個數值，我們再試試看能不能吃。孩子在穩定、一致的解釋下，也都能理解、配合。

媽媽是主要照顧者，也許也因為媽媽是這麼的理智，在和治療師一起建立孩子對治療、手術的規律感和降低他的不安全感，才能這麼有效。爸媽很有默契，配合度很高地一起為孩子的每一次手術、術後復原努力，孩子也對爸媽有很高的依賴。

但有時候媽媽的理智，少了些情感的回應。在跟孩子解釋為什麼他還有這麼多手術的時候，媽媽會跟他說——

「你如果不接受手術，你去天堂當小天使了，你就看不到我們了……」

「你如果不怎麼樣，你可能就永遠看不到我們了……」

孩子久而久之，會擔心沒有辦法達到媽媽的期待，治療上、術後呼吸器的恢復期，會害怕、退縮，創作也會比較警戒，對環境敏感，不敢大聲說話。

治療師發現，孩子很喜歡念一本書，獅子和老鼠的故事，裡面說了，小小身體的老鼠也救得了大大的獅子。他想要讓媽媽知道，他小小的，但是他也想有力量，但是他不害怕媽媽失望，他害怕他練習拿呼吸器下來練習不好，他害怕好多事情，但是他不敢說。

治療師也找機會，傳達了他的擔心，希望媽媽能接納他的情緒，能接納他可以有他的步調 baby step 地調整，可以多一些感性的回應。媽媽也一起練習，還是很有理智，因為她要保護她的孩子，但是堅定中多了更多的溫柔。

這一、兩年，孩子又長大了，自主性再高了一點，可以表達自己需求的能力再高了點，更成熟到可以調適自己的情緒，他可以有力量，他可以掌控這些過程，對住院、加護病房，他知道規律，他知道不論發生什麼事，他會有爸媽的支持和陪伴，生病的過程，他更有安全感。

每一年每一年都看見孩子長大，適應和調整，也跟著長大。治療師們也看見，爸媽的堅定但溫柔，跟著長大，未來都還是挑戰，但是進手術室前，會勾勾手，他們都會在，不害怕。

Story 17

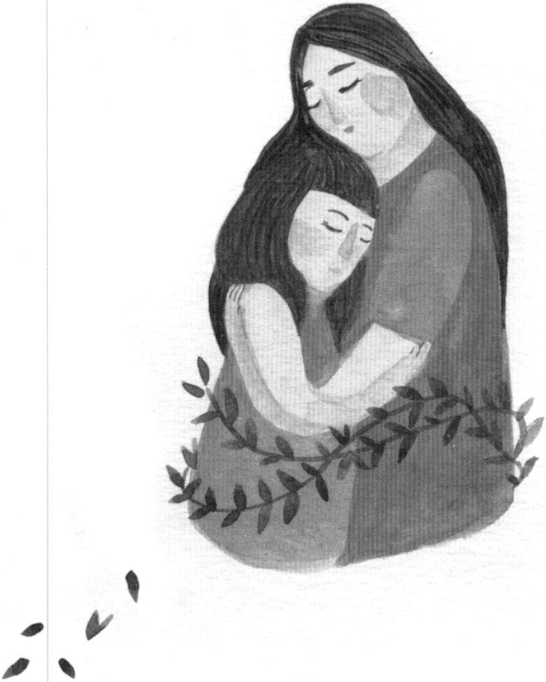

Story 17

請你擁抱我

大女孩十三歲了，第一次發現急性淋巴性白血病（Acute lymphocytic leukemia, ALL）是大班時候的事，過了八、九年，復發了，在每年固定的追蹤發現，血液裡的指數出現了大家都不想看到的數值，這是每個兒癌爸媽的惡夢，不時出現的壞念頭，癌症回來了。

醫療輔導師在孩子要把好幾年前拆掉的 Port-A 再裝回去的手術，碰到了大女孩和媽媽。大女孩很平靜，是啊，她也就這樣從小在台大醫院到現在長大的青少女，這沒有止盡地追蹤、抽血、檢查，不就是在預備復發這一天的來臨嗎？她還能怎麼樣？哭嗎？哭有用嗎？她心想，就這樣啊。

媽媽和阿嬤就沒有這麼平靜了，醫生告訴她們癌症回來了的那一刻，天崩地裂，完全不能接受這個結果：「我們一起顧得這麼好，我們注意她的飲食、注意她的運動、配合醫師的治療和追蹤，都這麼多年了，怎麼可以復發！」

裝人工血管手術的那天，大女孩沒有表情，媽媽一直流淚不止，沒有在六樓手術準備室崩潰大哭，但就是一直關不上眼淚的開關。結果，本來醫療輔導師想舒緩少女手術前的心情，服務的對象馬上變成情緒很滿的媽媽。

大女孩本來不說話，但準備打麻藥那個時候卻大聲尖叫了，她的緊張，是回想到小時候的療程都要打背針，打背針是一個把孩子麻醉後，拿一根粗針，在尾椎處下針，先把脊髓裡面的液體抽出一定量，再打進去一樣量的化療藥劑到脊髓中，目的是要殺死可能在脊髓的癌細胞，也是要預防可能的癌轉移到腦。這個過程對很多孩子來說很難熬，麻醉後的痠痛不適和嘔吐感，清醒過程中不能移動，要在床上躺四到六小時以上。大女孩一回想起小時候那個最痛苦的記憶，整個人就崩潰了。

裝好人工血管，小時候走過的治療，全部都重來一次。少女一如既往，酷酷地安靜地，不多說什麼，配合治療。媽媽和阿嬤比幾年前少女還是大班小女孩更謹慎，每個用過的餐具洗過再洗過，消毒再消毒，每個要進來病房的護理師、醫生都被噴上很多酒精，媽媽拉緊隔著病房的簾子，也關上了跟每個外面的人說話的門。之前已經有那裡沒做對，孩子的癌症才會復發，不論是什麼，這次不容許再犯一樣的錯誤了。

同樣地，媽媽也拒絕醫療輔導師或藝術治療師的探訪：謝謝你們的好意，但你們都可能讓她感染，即便當時不是 COVID 嚴重的時候，每個人都看起來帶著病毒，會危害到我正在第二次治療的孩子，你們都不用來，孩子的朋友？沒關係，你們也先不要來看她，好危險，沒關係，請你們都不要來。

但當你把對外的簾子拉上，門也關上，整個人就是一隻很大隻的刺蝟，緊張兮兮的刺蝟，那隻刺蝟不只拒絕了門外的諮商師或輔導師，其實也對門裡面的親子造成了壓力和傷害。

少女還是一副無所謂的樣子，反正她也什麼都不能做，但是就算她再無謂、她再不管外界的聲音，媽媽還是讓她有好大的壓力，媽媽把自己和她緊緊地綑綁在一起，那個不是抱在一起，是拿了好大一條帶刺的藤蔓把兩個人綁在一起，緊到她每一天都不能呼吸，她不想跟媽媽講太多話，反正她講什麼話或有什麼意見都是多餘，然後病房裡面就再也沒有聲音了。

療程中到了需要幹細胞移植的時候，移植後的藥物副作用讓孩子必須到加護病房觀察治療胰臟炎，反而到了加護病房，被一個人獨立隔離在那快一個月，少女願意跟藝術治療師說話了。她分享了心情，說了對媽媽的過度保護和關心的壓力，少女覺得好累，不是只有治療累，心情也好累，覺得每天都快要窒息了。媽媽的要求好多，她知道媽媽很謹慎是因為不安、因為害怕、因為想做得更好、因為怕疾病進展媽媽失去她，但是她需要呼吸，她需要和外面的人說話，她需要想一些除了治療以外的事情。畢竟，一切只能交給醫生，她也不能再多做什麼了。

在加護病房裡，她開始和藝術治療師做黏土。

在一張八開畫紙上，她捏了小小的人物，有她小小秀氣的簽名。她捏了一個媽媽抱著小孩，一直調整媽媽擁抱小孩的那個手勢，希望媽媽擁抱的位置剛剛好，希望把媽媽兩隻手環抱起她的孩子。黏土不是很好延展的媒材，但是她就是不放棄，在黏土還沒乾的時候，不停地調整環抱的那雙手，希望抱得很緊但是很溫暖舒服。

這一次療程結束，又是重新計算好幾年的追蹤，我們要這樣兢兢業業多久？對彼此的愛還能綁這麼緊但是不斷掉多久呢？如果治療順利，是不是又是幾個八、九年要持續謹慎以待，女孩仍舊錯過了和世界一起長大的時間？如果，如果真的治療還有很多挑戰和未知，那這幾年，你要女孩離開的時候記得的是什麼回憶呢？

大孩子對親密關係的拒絕不是真的拒絕，不是真的那麼無所謂，只是他們還沒有準備好，他們已經知道世界運行的道理，也知道這個疾病的意義，更知道這幾年他們送走的戰友和如果這次疾病再往前暴衝，他們要面臨什麼，大孩子都知道了。

這時候的照顧者，不會只是單純地守護著他們的安全，不能只是保護他們繼續在這個泡泡裡面。泡泡很安全，無菌無害，但也沒有了親密的擁抱和親密的關係了，爸媽並不應該因為你是她的爸媽，對，無止盡地保護他們永遠是我們的責任，但不是被迫綁在一起，我們都還是獨立的個體，在這個艱難的馬拉松一起往前邊跑邊走而已。

放開一點點手，讓她去探索世界，不要讓他們後悔遺憾都在泡泡裡面。但是也抱緊一點雙手，讓他們感受到你們的愛，不是窒息，是你們都在旁邊的陪伴。

這條路真的還很長，說到底，不論疾病帶我們到哪裡，都是最愛的、要雙手環抱著的家人啊。

Story 18

你和孩子的主題曲

救護車一路鳴笛，用最快的速度孩子從其他醫院送來了台大兒童醫院。好小好小的孩子從車上被抱下來，車上還有驚魂未定的媽媽。孩子才出生五天，媽媽在一般的婦產科醫院剖腹產，新手媽媽還在調整自己的身體和孩子的新作息，孩子忽然喘起來。婦產科醫師覺得不對勁，馬上叫了救護車往台大送。

急診後照了CT（電腦斷層），發現五天大的孩子右側腹膜長了一顆很大的腫瘤，可能有壞死和出血。急診做了緊急處置和洗腎，中間一度生命跡象很弱，急診兒科馬上急救，媽媽在旁邊捧著才剖腹產完五天的傷口，震驚到無法言語。

切片診斷以後，是神經母細胞瘤，對，五天的孩子，產檢完全沒有異樣，臍帶才剛剪斷五天離開媽媽子宮的孩子，得了神經母細胞瘤，孩子緊急處置之後馬上送進去加護病房。

主治醫師在這一系列很快的處置後，在加護病房外跟爸媽宣告了診斷和接下來可能會有那些治療。在那一刻，爸媽安靜到旁人都以為他們嚇傻了，一句話都沒有說，或者他們不知道能說什麼，冷靜到異常，但其實他們有聽懂。只是面對這一切來得突然，才剛迎接新生的喜悅，就變成可怕的災難。

爸爸後來才說了一句話。

「我還沒有機會，抱過孩子呢……」是啊，剛剖腹後又是新冠疫情，直接從本來的醫院往台大送，送上救護車，又送到台大另一個病床上，媽媽也還在休息復原，以為後面多的是機會，怎麼知道連抱都還沒抱過一次，孩子就在他面前急救、送進了加護病房。

護理師和友善醫療團隊的個案管理師印象很深刻，他們和其他新生兒進了加護病房的爸媽很不一樣。每天短短的進去加護病房探視的時間，他們兩個很不一樣。

不像其他爸媽進去一直哭，或是抓著護理師問孩子大小事、生命徵象、好不好、有沒有改善，他們很專注在自己的孩子上。爸爸進去，帶著一本書，每天會念一則故事給孩子聽，不管這五天大的孩子聽不聽得懂，他說故事，讓孩子記得他的聲音；媽媽剖腹產的傷口還沒有好，但她說她不用坐輪椅進去，爸爸牽著她的手很慢很慢地走進去。所以那一床的景象，就是專心念故事的爸爸，和專心看著自己孩子的媽媽，沒有哭泣聲，只有爸爸厚沉的聲音，和維生機器、點滴的聲音。

孩子稍微穩定之後，轉到一般病房開始做化療，因為 COVID 的管制，也只有媽媽一個人可以陪伴。媽媽的身體還在產後復原的階段，她自己還在隱隱地痛著，卻得看著孩子開始接上很多點滴管線。媽媽心裡的難受，可想而知。她一直問自己，怎麼會產檢沒檢查出來，怎麼出生時自己也沒看出來孩子生病，是不是自己懷孕過程中做了什麼讓孩子生了病要承受這些折磨，她一直問自己。

她和友善醫療團隊的共照護理師說：「孩子生來，應該是要來享受我們給她的愛和幸福，怎麼孩子剛離開我的身體，就開始生病、受苦？」她在很深很深的自責裡面，但是她不敢跟爸爸說，她不知道怎麼跟爸爸說，為什麼她不知道孩子生病，她不知道怎麼面對爸爸。

新手媽媽已經很難，即便孩子健康出生，也會是全新的生活和調適，何況是出生沒幾天的孩子進了加護病房，又需要化療。共照護理師察覺了媽媽的孤獨和無助，主動和媽媽開了一個 Line 群組，讓媽媽在病房陪孩子的時候，隨時有一個可以說話的地方。

媽媽漸漸地能夠體會，一旦斷開連著孩子和媽媽的臍帶那一刻，孩子就是獨立的個體了，小小孩的時候是，長大的時候也是。這時候媽媽的自責可能無濟於事，幫不了孩子太多。但在照顧的過程中，孩子因為不舒服一直大哭，白天也哭、晚上也哭，媽媽一直抱在手上，也要小心翼翼不要扯到點滴，但是怎麼抱著，孩子就是不住地哭。是啊，才幾天大的孩子，長了顆大腫瘤，你叫她怎麼不哭？但其他床的孩子可能也在不同的治療階段，可能也在關鍵的時候，需要休息需要安靜，其他床的家長再怎麼能夠體諒，也漸漸地沒了耐心，哭的聲音不止，其他孩子也沒辦法休息。久而久之，就和其他床的家長相處緊張，有了衝突，媽媽更是崩潰，覺得自己怎麼照顧不好小孩，中間護理師還幫忙換了一、兩次病房，降低和其他人的衝突，也降低媽媽自責的壓力。

共照護理師嘗試跟媽媽說，就讓孩子哭吧！不舒服，一定會哭的，就讓她哭。之前孩子在加護病房的時候插管好幾天，插管了的孩子我們永遠會擔心是不是拔不了管，他們能不能自己自主呼吸，一旦幸運可以拔管了，她能大哭，就代表她能說她不舒服，反而不要擔心了。

但是因為怕孩子哭，媽媽一直抱著孩子，反而放不下來了。護理師很希望媽媽能試著把孩子放到床上，讓孩子習慣在床上打藥、護理。共照護理師和護理師說，孩子一出生，就送到下一個醫院，又到了加護病房，之前有一、兩個月都在加護病房，出生抱不到幾天，母親連一次親餵母乳的機會都沒有，在加護病房每天只剩那一個小時的探訪，媽媽還每天從月子中心來醫院看，這是媽媽的補償心理，沒關係，共照護理師和兒童醫療輔導師會一起協助家長，做後面的情緒管理。現在，先讓她抱吧！只要不要扯到管線，讓她好好抱著，總會慢慢放到床上了，我們給她們空間讓她們自己適應自己的步調吧！支持媽媽的決定，想抱就抱，想放下就放下，只要她覺得是對自己和孩子最好的做法，我們就支持她、陪伴她。

媽媽是一直抱在手裡，放不下來。爸爸則是連抱的機會都沒有，唯一一次爸爸親手抱到，是孩子出加護病房要到普通病房的時候，爸爸用他的大臂彎，保護孩子從加護病房的病床上，挪到的病床上。共照護理師知道爸爸心裡也難受，於是讓媽媽在抱著孩子的時候，拍了很多照片傳給爸爸，讓在家等她們回家的爸爸，也有機會參與這些時刻。爸爸也在共照護理師間接幫助下，了解媽媽一個人產後獨自照護孩子的壓力，願意主動跟媽媽說，等她們出院回家，他會主動扛下照顧孩子多一點的責任，讓媽媽有機會休息。

音樂治療師也開始來幫忙，讓孩子開始聽一些音樂鈴聲、看黑白圖卡，給孩子感官的刺激。孩子在生病，但我們要相信孩子會走過這一關。音樂其實可以在安撫新生兒上起到很大的幫忙，新手媽媽只要孩子一哭，就會緊張，不論孩子有沒有生病都一樣，會急忙抱起孩子，混亂沒有規律的安撫。選定會讓孩子和媽媽都安定心神的音樂，一旦孩子哭鬧，可以依著音樂的節奏律動，幾次下來，孩子會一起練習，在這個律動下安靜下來，媽媽也可以練習，在這個律動下，讓自己不要那麼緊張。不論是沙鈴、音樂盒或是海浪聲音等等，都可以當成安撫用的白噪音，緩和之後再輕輕地放到床上，輕輕拍著孩子，延續音樂的律動和平靜。重複穩定的音樂和動作，就可以轉移不安、躁動，可以重複直到穩定的狀態。

音樂治療師也建議，可以讓孩子在不同的時刻固定聽那個時刻的主題歌，可以讓孩子習慣作息，平緩孩子因為變動的環境（更換點滴管線、量體溫或心跳血壓）、或是變動的人（不同的護理師）可能帶來的壓力或緊張，洗澡的時候有洗澡的歌曲，吃飯餵奶的時候有不同的歌曲，這些背景音樂都可以幫忙孩子在心裡啟動一個 mute 的開關，蓋掉不安的點滴幫浦聲，或是其他儀器的聲音。

在習慣化療的作息之後，媽媽的情緒才後知後覺地跑了出來。孩子生的不是普通的病，是癌症啊！媽媽開始回到原點，自責是不是當初不該生下她，讓她受苦。共照護理師也觀察到媽媽情緒的轉變，但並沒有壓抑媽媽的情緒，悲傷本來就需要走過一輪，接受這些重大的人生時刻，本來就需要走過否認／隔離（Denial & Isolation）、憤怒（Anger）、討價還價（Bargaining）、沮喪（Depression）和接受（Acceptance）。當時只是一切來得太突然，時間鈕卡在迎接新生的喜悅和送上救護車那個時候。讓媽媽走過吧！就讓媽媽好好地發洩，走完這五個步驟，我們就是陪伴，然後等她好了，再一起往前走。

孩子在化療中，也在往好的方向走。小小孩神經母細胞瘤的預後，可能又比大小孩好點，多了更多的勝算。但這對新手爸媽在接下來的旅途中，愧疚和自責，一定會重複發生，爸媽也會一再摸索，到不同的病程，他們怎麼跟孩子一起往前，在中間也會碰到很多質疑，周遭的親友會挑戰當時和現在做的所有醫療決定，每個人都是關心，但也都是壓力。

當時救護車來台大對嗎？

當時的急救對嗎？

是不是不要給這麼小的孩子化療？

要不要看看中醫？

要不要問問神明旨意？

要不要放棄積極的治療，尋求另類療法？

這麼多的要不要，如果爸媽沒辦法同心面對，都會在你不自覺的時候壓垮自己。這時候自己也需要安心，甚至要知道在哪裡、哪些人你需要跟他們說話，怎麼找到自己的背景音樂，讓自己在這麼多噪音、關心下，找到自己照顧孩子的節奏，這麼多的決定，回頭看永遠都是愧疚感，我們只能跟孩子也跟自己說：

「危險的時候，不要放棄，再給我們一次機會，我們一次會比一次做得更好……」

不是每個人天生就會當爸爸媽媽，也不是每個人天生就會當生病孩子的爸爸媽媽，不論有沒有辦法攜手前進，或你必須一個人揹著孩子往前走，前面一定有光，沿途，一定有我們。

Story 19

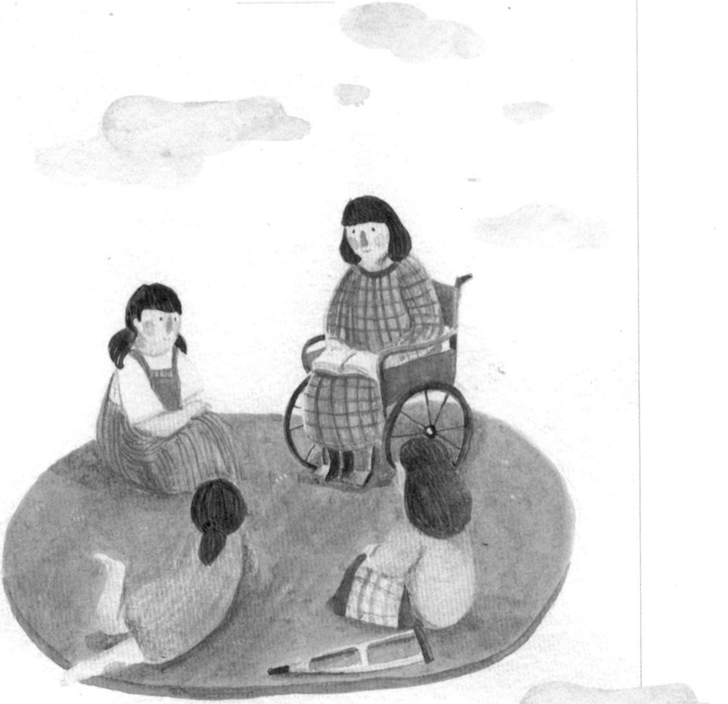

Story 19

大女孩們

那幾年，兒癌病房有一群大女孩。有時候想想，也許以後要再有這樣一群可以玩在一起、一起支撐彼此治療的大女孩們，可能要好久好久以後。COVID 之後，討論室關起來了，孩子們沒辦法親密地聚在一起看電影，病房和病房的距離更遠了，因為怕互相感染，為了保護孩子們而有更嚴格的控制。

大女孩那一年十六歲，大女孩已經進出醫院兩年多，從可以手術，到腫瘤瀰漫到身體的其他地方，停不下來。

那群大女孩每個個性都不一樣，有可以領著大家在走廊巡視每個小小孩的大姐頭，即便從拿著拐杖到必須靠輪椅代步，她總是可以領個幾個孩子，到誰家去打《傳說對決》，孩子（我的孩子）每次也都跟前跟後；有愛追星的女孩，下課離開醫院或是中間可以請假的時候，總是拖著媽媽帶她去醫院旁邊的光南大批發買偶像的海報或周邊產品，再回來跟護理站的姐姐們說，她今天又收穫了那些戰利品，她也曾在走廊跟我說，她喜歡我從醫院趕去公司開會的時候換的套裝和化妝品，她希望有一天她也能跟我一樣說一口流利的英文。

這個大女孩是裡面最安靜、最害羞的那個。她高高瘦瘦，很有禮貌，但是也因為疾病侵襲，看起來更高更瘦，在病房都是安靜地聽音樂和追劇，只有在她的大女孩同伴們前前後後住院的時候，她的病床才會變得熱鬧起來，因為躺在床上比較舒服，其他大女孩們就會貼心地聚集到她床邊，大家找插座幫自己的點滴充電，然後打電動的打電動，聊偶像的聊偶像，大女孩們的媽媽也都很合得來，有好吃好喝也會一起帶過來，分享給和安靜的大女孩一樣安靜不說話的媽媽。

在討論室還可以使用的時候，藝術治療師會有固定的時間在那裡讓大家創作，每週會帶不同的素材，當然，大孩子們會做的創作主題和小小孩不同。有一次大家畫自畫像，每個人都想辦法把自己畫得很美，或是把自己變成搞笑的主題，只有她畫上了自己的側臉，秀氣但只有一側的臉龐，有點憂鬱，有點文藝氣息，因為化療，頭髮都掉了，她沒有畫上自己的頭髮，畢竟十六歲是對自己外貌最在意的時候。她討厭夏天，喜歡冬天，因為冬天可以戴著帽子蓋住自己光溜溜的頭，夏天太熱了，假髮戴不住，很不舒服。

大女孩是家裡最小的孩子，哥哥姊姊都在外念書或工作，所以她也是最會配合其他大女孩的人，每次其他女孩們說要看什麼電視、聽什麼音樂，她都點頭說好，靜靜地參與。對更小的生病的孩子也特別包容、有耐心，願意在不舒服的時候微笑地收下其他孩子做的玩具。她不太說自己，但會和醫療諮商師聊她的哥哥姊姊，聊她最期待大姊願意工作請假，會在她下課回家的時候帶她去花東玩。

藝術創作的課對她來說比較提不起興致，可能也是擔心畫得沒有同伴好。但有一次，她主動跟藝術治療師說，母親節到了，她想做康乃馨和母親節卡片給媽媽。但是那一次做好卡片給媽媽之後，媽媽的表情並沒有喜出望外，也就是很順手地接下卡片，沒有多說什麼。

治療師事後問了大女孩：「你會不會失望媽媽看起來沒有很開心？」治療師很怕她難過。女孩笑笑地說：「她就這樣啊，沒關係，我有做給她就好了。」

大女孩的媽媽跟她一樣安靜，每次微笑都很羞澀。是我們常會遇見的鄰居媽媽類型，總是安靜地守護家人，孩子生病了也安靜地守在她旁邊，幫她調整點滴、調整床的高度，偶爾需要請假幾個小時讓其他家人幫忙照顧，去處理家中雜事，兩頭燒，也從來沒聽她喊辛苦。

因為大女孩的復發轉移太快太凶猛，幾個不同的治療都失效，安寧照護的團隊很早就進來陪伴，因為你知道不論再做多少醫療上的努力，那一個終點還是會來，我們算不到時間會停在哪裡，但至少能早一點點完成她們所有想做的事情和心願。

大女孩在生病前，在學校的吉他社很活躍，音樂治療師就拿來了吉他，讓她自己彈彈唱唱，她看到新的吉他非常開心，很興奮地邀請了其他住院的大女孩來她的房間一起唱歌，那個晚上，整層病房都是愉快的女孩們笑聲，如果你不認真聽，你不會聽到其他小小孩因為治療不舒服的哭聲，你不會聽到維生儀器或是點滴的警報，那個晚上，走廊只有歌聲。

治療師知道如果想幫她們做家庭攝影留下回憶，只對著她們母女拍一定就是無盡的尷尬和安靜，於是記錄了她和大女孩們的互動，不刻意，但鏡頭裡有她也有她最愛的媽媽。青少女好像就是這樣，自己有自己的小圈圈，別人介入都是多餘，但只要她們在一起，再瘋狂的事情好像都可以。

但是，她的大女孩朋友們，一個一個地走了。很多時候，那些女孩們走了的消息，她都是隔著簾子聽到其他媽媽或是護理師們低聲地說，她才猜到。然後女孩們的 Line 群組，一個一個沒了回應，最後，只剩她了。

有一天，安寧照護團隊的共照護理師靜靜地蹲在她的床邊跟她說話，她心裡知道：啊呀，我的這一天也快到了，大家都知道共照護理師來了代表什麼，代表，你也快要離開了。

共照護理師用大人的方式跟她對話，問了她有沒有想要完成的心願或想要共照護理師幫忙她的事情。她想了想：「你能不能幫我不要再讓我這麼痛。」轉移的癌細胞在她的每個器官，讓她全身都好痛，但是媽媽不想讓她用這麼多止痛藥，每次她說痛，媽媽都會說「妳忍一下」，她以為媽媽不在乎她的疼痛，其實她不知道的是，媽媽還不能接受她的時間已經快到盡頭的現實，媽媽還覺得：妳止痛藥用越多就代表妳病越重，代表妳快不行了，但是我不可以讓妳這樣自暴自棄放棄自己，我只能讓妳少用一點止痛藥，妳要清醒，妳不要給我睡著然後醒不過來，媽媽，還沒有準備好妳會離開。但孩子好痛，她半夜都會一直傳簡訊給共照護理師，說她好痛好痛。

共照護理師知道，要答應孩子的願望就一定要說到做到，都已經到這個時候，如果她的願望是不要痛，我們就不要讓她太痛。共照護理師跟媽媽長談，她知道媽媽只是不想接受，媽媽和家人都不想也不能接受，更不能理解，原來孩子一直都知道自己快不行了，不要拒絕她，不要拒絕讓她可以舒服一點的唯一方法。請媽媽相信醫師們，會好好掌握止痛藥的劑量，只要孩子還可以，絕對不會讓她一覺睡下去就沒有醒過來，媽媽眼裡含著淚，沒有多說什麼，答應了孩子的願望。共照護理師透過好多次好多次與媽媽的深聊，才理解媽媽不希望孩子使用止痛藥的背後，有個不能原諒自己的傷，透過傾聽與同理，慢慢融化了母親心中冰冷的角落，帶著她一起看見這次我們可以怎麼改寫結局，怎麼給心愛的孩子她所需要的陪伴，一次又一次，像教新手媽媽般，重新認識孩子的需要。

當家人還沒有準備好，但孩子時間已經不多的時候，孩子和共照護理師一起透過影像，自己趁媽媽沒有在病房，出去買飯或是洗衣服的時候，自己錄音錄影給每一個家人，傳遞她的感謝。到了最後幾天，大女孩的家人都來了，但是每個人都好懊悔，因為沒有人想要接受這件事情，所以大家都在逃避，爸爸都在工作，哥哥姊姊也都說要上課、要打工沒有常來醫院陪她，現在再多的懊悔都來不及，也都很後悔沒有多體恤她身體的不舒服，但時間，就這樣到了時候。

大女孩說沒關係。

她說：「我都要死了，為什麼我不快樂地活著，用盡人生最後的機會和時間，哭也是一天，笑也是一天，為什麼不笑到最後一天。」所以最後家人來陪她的那幾天，只要她還有力氣，病房都是笑聲。

喜願協會一起來幫忙問大女孩有沒有哪些願望清單，她有一個偶像是足球隊隊長，共照護理師透過與孩子的對話，更了解大女孩的心，欣賞受過傷但仍然堅持到底的偶像，沒錯！就是這種精神，也曾經是青少年的我們，就喜歡這種令人亢奮的人事物，而這天，一家人一起和偶像見面，燦笑，是大女孩這陣子最美的樣貌，也在這天，全家人終於到齊，一起吃了大女孩準備的炸雞全餐，一起聊到天南地北，也在這天全家人凝視了大女孩的不舒服。

大女孩晚上都不睡覺，變成白天睡睡醒醒，她跟共照護理師說，晚上太喘了，她不敢熟睡，她也怕睡著醒不來，媽媽會太難過，白天病房人比較多，「可能如果我真的睡到起不來，你們會比較知道怎麼把我叫醒。」

不過她也會笑自己，她夢見過她的大女孩朋友們，她們都在那裡玩得很開心，自由奔跑，病痛都沒了，枴杖輪椅都沒了。然後大家會一起笑她：「喂！妳還要ㄍㄧㄥ（台語：堅持）多久？為什麼還不過來。」她知道，大女孩們一個一個離開的時候，彼此都會夢到彼此，所以她不怕死，她的朋友都在那裡等她了，我們在地上的時候同盟，在天上也會同盟。但她擔心爸媽家人，她知道他們還沒有準備好，她的家人要有一天，願意自己說出來「我知道我的小孩快不行了」，她才會放心，知道家人會好好地活著，她才會安心離開。

媽媽到最後，應該還是不能接受她離開，但是媽媽知道她的心願，是要他們好好的，緊緊握著孩子之前做的康乃馨和母親節卡片的手，接下來也要帶全家人再往前走。

而我的女孩們，大女孩們，一定都在天堂的彼端，過得很好很好，在那裡美麗、在那裡飛翔。

Story 20

我要請你來我們家玩公仔

男孩最初發現得到癌症，是在一歲多的時候。也許是本來就有要處理的議題，也許孩子的病加速、惡化了各種溝通的可能，男孩的爸媽，在孩子第一次療程，就在陪孩子治療的過程中，決定結束關係，協議結束了婚姻。

說好了，小男孩平常跟爸爸和哥哥一起住，媽媽另外在外面，重新起了她的新生活。

剛上幼稚園的時候，復發了。小時候經歷過的治療，要再重來一次，然後加大加強，一次復發，主治醫生和醫護團隊，想要這次再守護好孩子一次，這次，要更用力點，藥用得比較強一點，療程也更鞏固了點。想當然而，孩子就會更辛苦，比他小小孩的時候需要承受的不舒服，更多了點。

爸爸自己開了公仔和夾娃娃店，也還要照顧哥哥，不能分身去醫院，就跟媽媽說好，這次復發回醫院讓媽媽來照顧，是自己的孩子，媽媽也接下了這個艱難的工作。一開始，還有請一位看護和保母，但看護可能適應不來，媽媽就獨立開始在醫院陪孩子治療。

不能說媽媽不努力，但就好像少了些什麼，在治療室和孩子的互動，免不了有摩擦、有距離感。很多時候，孩子不安或是因為治療的副作用不舒服的時候，媽媽也只能靜靜地坐在旁邊看護理師處理，對於主動安撫孩子或是讓孩子分散注意力，好像就做得不是那麼好。

孩子也在這個時候，有很多的情緒和壓力，會生氣、會哭鬧、會不配合護理師，會很焦慮，但是得不到適當的安撫。護理師轉介了友善醫療團隊的兒童醫療輔導師，看看能怎麼幫助孩子和母親。

媽媽並不是不想把照顧孩子的事情做好，但畢竟復發前也只有固定的探視，並沒有天天住在一起，孩子喜好的溫度、喜歡的影片節目或是最近喜歡吃什麼零食，就是沒有辦法反射地說出來，或是第一時間滿足孩子情緒上的需求。你看見媽媽的無力，但是媽媽怎麼做，孩子就是覺得不對、生疏甚至多餘，然後孩子就哭起來，媽媽就只能呆坐一邊，等孩子發洩完或等護理師進來處理。

音樂治療師帶了樂器和玩偶，孩子一開始很退縮，沒有反應。來了一兩次，治療師發現孩子喜歡響板的聲音，就和孩子用響板發出節拍、打出響亮的聲音。孩子如果治療中特別疼痛，就會把響板打得特別用力大聲，好像可以把痛痛轉移給響板，他就會舒服點。又幾次，孩子開始喜歡邊玩響板、木魚這些可以敲擊的樂器，邊擺放玩偶玩扮家家酒，擺了老鷹、擺了其他小動物，然後把鈴鼓變成一個鳥巢，他跟治療師說，這是爸爸保護我們。

接下來幾次，孩子都把鈴鼓翻過來，裡面放了很多小娃娃和玩偶，他很高興地把自己的手當夾娃娃的爪子，跟治療師說：「我以後要請你來我們家夾娃娃！」孩子說話的時候，眼神閃閃發光。

治療師這時候才知道，「啊，原來你們家開夾娃娃店！」跟孩子聊起來，孩子分享店裡的客人，他很愛聊天，有時候也會幫忙爸爸招呼客人，他以後也要在爸爸的夾娃娃和公仔店幫忙，當個小老闆，一起跟客人討論最新的玩具和夾公仔的小撇步。孩子漸漸地，可以和人互動，對媽媽也比較寬容，因為他不舒服的時候，就會開始在病房假裝自己在經營夾娃娃店，也和護理師們玩。

週末，有一次看到爸爸來換班，孩子的情緒比平常穩定，開心地吃著爸爸帶來的午餐，爸爸厚實的肩膀，乘載了孩子的安全感，和孩子想要回家的期盼。治療師知道，孩子在醫院的不安，只會是暫時的，只要能撐過這些療程回家，他就可以回復平穩的心情，他也會繼續得到爸爸很大的保護，當然，他每天都可以跟爸爸哥哥一起把娃娃機裝滿，把新來的公仔組裝好放店裡，那是他出院最想做的事情，也是現在讓他可以度過療程中不舒服的力量。

每個家庭，不一定都能完美地建構一個永遠不會改變的家的樣子，有的時候無法勉強，因為會讓每個人在關係裡面變成四不像，變得不快樂。但不論怎麼樣，每個家都會有一個力量，支持著家裡需要勇氣的人，或許不是我們習慣的樣貌，不一定是刻板的角色分工，或許不是理想的樣子，但只要家裡有愛，再大的困難，住院治療再苦，回家都還是有熱呼呼的一餐，大家圍在餐桌，一起享用，說說笑笑吃飽飽之後，再去打怪，解下一個難關。

友善醫療團隊的治療師還在想，疫情告一個段落，要一起去找男孩家找最新的公仔和試試夾娃娃的手氣呢。

Story 21

快樂天堂

小女孩是罕見的癌症，全台灣這幾年，可能也才見過幾個孩子，國外也沒有太多病例，因為這樣，沒有很多新藥發展，沒有固定的療程，在孩子診斷出來的那天可能就依稀預知了結果。

醫療上，小女孩的家人從來沒有放棄。他們從一個最好的醫院、到另一個更好的醫院，從可以手術、到沒有手術的選項，從一般化療、到標靶治療、到免疫治療，從爸媽不是醫藥背景的人，到能自己去查英文文獻問醫生：「我們能不能試試看這個新藥？」在陪孩子做放射治療的時候，也完全不管外面很多阿公阿嬤怪異的眼神，會在放射治療室外面大唱小女孩喜愛的兒歌，讓她可以不要害怕，可以不用打麻醉藥地完成每天十五分鐘的放射治療，連續三十天。

但除了這麼多醫療上的努力，他們在讓孩子從治療到不得不飛翔的路上，給了孩子滿滿的安全感和愛。

媽媽會買很多媒材給藝術治療師，讓治療師帶著孩子做創作的時候不需要擔心材料準備得不夠，或是沒有辦法滿足孩子當下的需要，他們會在音樂治療師和孩子唱歌的時候，全家人一起陪孩子和治療師手舞足蹈，不是只有孩子在上課而已，他們全部跟著一起跳舞。

媽媽對媒材百無禁忌，治療師們有時候會準備綵帶讓孩子創作，通常在醫院治療師們會避開黑色白色，但女孩就是問治療師，怎麼沒有黑色的綵帶，她是蜘蛛人，她需要黑色的綵帶。媽媽完全沒有關係，也幫治療師一起準備了黑白的綵帶。

女孩很害怕白袍，害怕每個進來的醫生、護理師，每次醫護團隊到她床邊，她都會嚇到喘不過氣，但是媽媽總是有辦法生出很多不同的把戲和玩具，安撫她的害怕，給她槍、給她蜘蛛人、給她恐龍、給她力氣對抗白袍壞人，當然醫師北北和護理師們也都很配合地，假裝害怕她的槍擊咻咻咻，害怕被恐龍追殺，害怕蜘蛛人，都會在做完醫療處置後，很盡責地大聲哇哇叫之後離開，女孩就會開心地咯咯笑。

有一陣子，我和我的孩子的房間門口，也不時傳來小女孩的槍聲，孩子比較沒辦法配合（因為他在忙著打《傳說對決》），我就是那個每次都要假裝被擊中應聲倒地的隔壁阿姨。

整個家庭都以小女孩為中心，儘管不捨，他們都做好不同程度的準備面對這一天到來。所以不論什麼時候，只要有家人來探訪，孩子可以唱歌跳舞的時候，他們就會圍著她唱歌。家人有宗教信仰，所以常常聽到孩子開心地跟著唱〈天父的花園〉，音樂治療師唱歌，全家都會一起唱。圍著孩子，她坐在床上或站在床上，她的視線不會是可怕的點滴架或是儀器，她的視線都是圍繞著愛她的家人。那年孩子狀況已經不太穩定的十一月，還沒到聖誕節，但他們知道孩子喜歡聖誕節的歌，大家就一起圍著圈圈陪她唱〈We Wish You a Merry Christmas〉，好像她最愛的 Video 的畫面，所有人圍著她跳舞，轉圈圈，有她喜歡的阿公阿嬤、外公外婆、所有家人，還有爸爸媽媽。

孩子狀況好的時候，很喜歡唱〈快樂天堂〉，媽媽會比出大象的鼻子，阿公會擺出老鷹的翅膀，小女孩都會開心大笑。

爸爸白天需要工作，有時候需要出差，可以的時候都會回醫院陪她們過夜，但因為還有弟弟要照顧，偶爾爸爸還是要回阿嬤家看看弟弟，所以大部分的時候白天都是媽媽。

孩子要遠行的那天早上，媽媽剛好離開醫院一下下去買東西，爸爸陪她在床上，音樂治療師剛好過來探訪，爸爸提議「我們可以再唱一次小女孩喜歡的歌嗎」？平常都是媽媽跟她唱，爸爸比較沒有機會跟她一起唱歌，治療師幫忙放起了音樂，爸爸參與其中，跟著唱起〈快樂天堂〉給親愛的女兒。媽媽稍晚進來病房，也一起加入了唱歌，然後三個人可以一起的時光，就在這一刻完整了。

即便是最難過的一天，三個人還是一起，爸媽還是大聲唱歌，唱得真的很大聲，因為他們相信，孩子即便已經遠離，聽覺還是可以聽到外界的聲音，這時候你如果讓她聽到大人都

Story 21

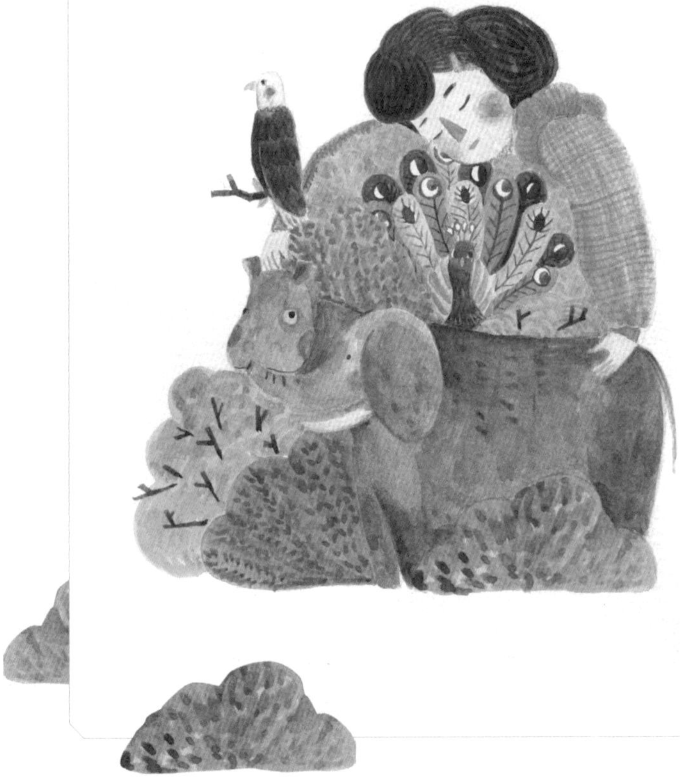

在哭泣，那麼小的女孩一定會很害怕，她不知道她怎麼了，她要去哪裡，所以他們選擇不哭泣，大聲地唱歌送孩子離開，送孩子去到她的快樂天堂。

一起為這些孩子唱吧，他們的快樂天堂。

快樂天堂

作詞：呂學海

作曲：陳復明

大象長長的鼻子正昂揚
全世界都舉起了希望
孔雀旋轉著碧麗輝煌
沒有人應該永遠沮喪

河馬張開口吞掉了水草
煩惱都裝進牠的大肚量
老鷹帶領著我們飛翔
更高更遠更需要夢想

告訴你一個神祕的地方
一個孩子們的快樂天堂
像人間一樣的忙碌擾攘
有哭有笑　當然也會有悲傷
我們擁有同樣的陽光

大象長長的鼻子正昂揚
全世界都舉起了希望
孔雀旋轉著碧麗輝煌

沒有人應該永遠沮喪

河馬張開口吞掉了水草
煩惱都裝進牠的大肚量
老鷹帶領著我們飛翔
更高更遠更需要夢想

告訴你一個神祕的地方（神祕的地方）
一個孩子們的快樂天堂（快樂天堂）
像人間一樣的忙碌擾攘（忙碌擾攘）
有哭有笑　當然也會有悲傷
我們擁有同樣的陽光

告訴你一個神祕的地方

一個孩子們的快樂天堂
告訴你一個神祕的地方（神祕的地方）
一個孩子們的快樂天堂（快樂天堂）
像人間一樣的忙碌擾攘（忙碌擾攘）
有哭有笑　當然也會有悲傷
我們擁有同樣的陽光

啦……
告訴你一個神祕的地方（神祕的地方）
啦……
一個孩子們的快樂天堂（快樂天堂）
啦……
像人間一樣的忙碌擾攘（忙碌擾攘）
有哭有笑　當然也會有悲傷

我們擁有同樣的陽光

啦……

神祕的地方

啦……

快樂天堂

像人間一樣的忙碌擾攘

有哭有笑　當然也會有悲傷

我們擁有同樣的陽光

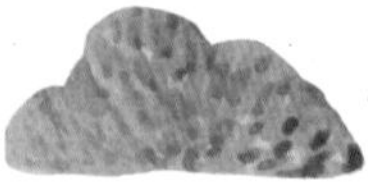

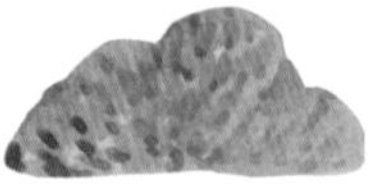

Story 22

雨過天晴，家還是家

大男孩總是讓人印象深刻，已經國一國二了，他的塊頭並不小，但每次在護理站附近跟床邊老師玩躲貓貓的時候，他竟然會為了不想上英文課而躲到別人病床下，完全就是跟一隻鴕鳥只有把頭埋在土裡以為大家看不到他一樣，讓人好氣又好笑。

「噓！妮妮媽媽，這裡借我躲一下。」正在餵飯的妮妮媽媽一頭霧水，但還是幫忙拉起病床圍簾，這時聽到隔壁有課業輔導床邊老師遍尋不找大男孩，碎念跟男孩約好要寫英文評量，這次療程結束要段考了，怎麼孩子不見了。邊念著邊往門外找大男孩。聽到老師腳步聲遠離，大男孩鬆口氣，探頭出來跟妮妮媽媽謝謝，正想一溜煙躲回自己病床，卻才踏出幾步就被床邊老師逮到。大男孩也只是臉紅說：「啊呀，我只是出來散步透氣，運動一下，等下寫比較專心。」

大男孩總是爸爸帶著來醫院的，急性淋巴性白血病。他們一家住在東部，媽媽、大哥、還有一個念小學的大妹和幼稚園的小妹，是一個大家庭。感覺得出來，爸爸和大男孩都是開朗的人，可想而知，跟家人的關係也是密切。

大男孩剛診斷住院的時候，就是個到了重視外觀的青少年的時候，啊呀呀，這時候化療後的大光頭，可是讓他回學校增添了很多困擾，他都會抓著護理師問：「我的頭髮是不是之後一定會長回來？」如果沒長回來他回學校就完蛋了。他在意和同學的關係，即便在台北的醫院也不忘跟上同學討論的話題、流行的議題，誰跟誰怎麼了，大家最近喜歡什麼歌。

兒童醫療輔導師一開始接觸大男孩，是透過護理師的轉介，大男孩因為焦慮，到治療室做背針還沒打麻醉就會暈眩嘔吐，背針要抽骨髓後再打化療藥，因為怕在打藥的過程中孩子會移動掙扎，下針會有閃失，所以一定要麻醉。每個小小孩都害怕麻醉，只有他每次都非常期待，他都開玩笑說這是合法的喝醉微醺，非常舒服。麻醉前，輔導師和治療室的護理師都會讓孩子選一首歌，可以聽著歌來作鎮靜麻醉，舒緩他們的緊張。大男孩選的永遠都是

Maroon 5的〈Sugar〉，有一兩次他的麻醉不是那麼深，他竟然在半麻下還哼起歌來，讓每個月輪值負責背針的住院醫師個個都會驚奇地睜大眼，聽著大男孩愉快地在歌聲中，順利完成了數十次的背針。

因為白血病的病程，他的視力開始受到影響，所以眼科會需要來幫他打藥，這個藥會直接打在眼球上，前後不到五分鐘的時間。但是他這麼大隻的男孩，當然還是很害怕直視眼球前面有一根針頭，好幾次想要賴讓眼科醫師給他跟背針一樣的麻醉，讓他在睡著的時候打眼球的藥，可惜事與願違，要賴撒嬌都沒有成功過。

骨髓移植是急性淋巴性白血病的一個療程，是一個有機會可以把壞的造血細胞全部換掉，換得全新生命的療程，但骨髓移植也是個九死一生的過程，中間會需要用很高劑量的化療把孩子原來的壞的生病的造血細胞一次殺死，再打掉重練，移植全新的健康的造血細胞重生。孩子的骨髓配對，是大哥捐贈的，大哥也因為要調養身體，暫時放下了想去澳洲打工留學的計畫。

移植在很多兒童癌症醫院和病房，是個很固定的療程，儘管有風險，大部分的孩子還是會成功完成療程，當然，移植後孩子是不是會再復發，或者移植後會不會排斥，都是另外一段故事，至少，送大男孩進移植室前，每天看他耍寶的爸爸、醫生、護理師和兒童醫輔導師們，不覺得會有什麼大問題，二十一天後又是一個耍寶的大男孩。

但是，不知怎麼的，大男孩就是在這麼固定的療程裡，身體出現了併發症。當他從移植室被送到加護病房的時候，護理站的每個人都很驚訝，怎麼會，然後大家會覺得，男孩會好過來的，他這麼強壯勇敢，會活過來的。

然而，他沒有撐過這一關。我還記得那天，我才剛帶我的孩子住院第二個療程，而護理站的每個人、來表演的紅鼻子醫生、共照護理師，都哭翻了。因為沒人想到會過不了，所以在加護病房的時候，大家都覺得他還會下來，就沒有人覺得一定要快點上去跟他說再見，沒有幾個人，來得及跟他告別。

沒來得及告別的，包括他的媽媽和其他家人。這才知道，原來孩子從移植室到加護病房這麼嚴峻的狀況，爸爸，並沒有跟媽媽說，他一個人吞下來，然後以為孩子會撐過來，所以孩子送進去加護病房的那幾天，家人沒機會來台北探訪過。

所以當媽媽接到病危通知，帶著全家人衝到台北的時候，完全不能理解也不能接受，孩子要走了？

明明爸爸跟醫生和她們說，進幹細胞移植進行骨髓移植會平安，這就是最難的一關，過了這一關就好了，怎麼現在她看到的是全身腫脹、冰冷的孩子。

媽媽幾次在加護病房哭到昏厥，一直哭喊：「怎麼會這樣，不是說做完移植就可以回家？」昏了，醒再哭，哭了又昏過去。

旁邊的孩子在媽媽反覆昏厥的過程中，嚇傻了。她們很恐懼，但是又不知道現在要怎麼辦。幼稚園的小妹還好，還搞不清楚狀況，但是小學的大妹在震驚中被大人拉到床邊，看著冰冷腫脹的哥哥，大人急忙跟她說：「妳快跟哥哥說，哥哥我好愛你、牽牽哥哥的手，跟哥哥說不痛我們一起回家。」整個過程，大妹很害怕而且迷惑。這時候兒童醫療輔導師過來，看見了她，了解這個過程和景象對這個年紀的孩子是很困難的，對小小孩和手足，都需要能夠在參與死亡的衝擊後，給孩子情緒的轉換和選擇，輔導師問大妹，想不想去旁邊畫一張卡片給哥哥，牽起第一次見面的輔導師的手，飛快地走出哥哥病房。

老師帶她去旁邊的空討論室，大妹不解囁嚅地說：

「哥哥，今天是我生日，不是說好要一起開心回家嗎？」

才發現，今天竟然是大妹的生日，以後的每一個生日，都要伴隨著哥哥在今天離世的悲傷。老師想著，千萬不能讓大妹之後的每個生日，都帶著這麼大的遺憾啊……

輔導師先讓大妹靜下來，問她：「妳知道哥哥喜歡什麼嗎？」大妹歪著頭，想了下說，哥哥喜歡哈士奇，哥哥之前有說，病好了回家要養一隻哈士奇。老師跑回辦公室，用最快的速度印了很多網路上哈士奇的圖片，讓大妹剪貼一張哈士奇的卡片，可以送給哥哥。

大妹剪了六隻大小不一的哈士奇，有胖的、有瘦的，有看起來沒那麼傻的、還有一隻眼睛很開很好笑的，大妹挑了這六張，拼在一張卡片上，她說：「這是我們一家六個人，我們都是哈士奇。」卡片好了，輔導師牽著她的手，讓她把卡片拿到哥哥的床頭放著，當然，大人們還是在巨大的悲傷裡面，處理著哥哥的事情。

輔導師再牽著她到治療室外面，治療室外面有一整排的禮物櫃，每次一個孩子完成一個很難的化療或是背針，都會拿到一張貼紙，孩子們可以累積貼紙來跟護理師換禮物。

輔導師跟她說，今天是妳生日，哥哥之前很勇敢很棒地完成了很多治療，所以他累積了很多很多張貼紙，額度很夠，醫生和輔導師都很肯定哥哥之前的努力，所以妳可以幫哥哥和妳自己挑禮物。

大妹抬頭問輔導師，「我真的可以選嗎？」

輔導師再次語帶肯定地說：「可以，因為哥哥真的非常勇敢。」

大妹看了很久，先看到一隻《大英雄天團》的杯麵，因為她說這個跟哥哥長得很像，圓圓胖胖，所以要選這個給哥哥。接下來她挑了一本可以著色的畫冊給自己，也幫小妹挑了一只卡通手錶，這些都是哥哥要給她們的禮物。

在等電梯要從病房回加護病房時，輔導師嘗試跟大妹解釋什麼是死亡，哥哥已經不在了。大妹點了點頭，她說，她知道了。

她走回加護病房的時候，抱著哥哥的大英雄天團和哥哥要讓她選的禮物，摸摸哥哥冰冰的手，她知道哥哥不在了，她也不那麼害怕了。

在爸爸陪大男孩來台北住院的時候，其實他們都會比住院的時間提早一兩天上來台北，爸爸會帶大男孩到處玩，爸爸說：「反正都來一趟台北了，我們就玩個徹底，玩到划算。」大台北很多景點，101、淡水、基隆夜市，他們都去過了。所以有時候會看大男孩抱著很貴的 101 模型，或是一大包的魚酥回來醫院，爸爸說，這哪裡是旅遊散心，根本是散財童子。護理師和輔導師們每次看到大男孩買這麼多觀光客的台北伴手禮給病房的戰友們，都覺得好笑但其實又合理得不得了，因為在治療的壓力下，這些朝夕相處的病友戰友們，可能連最近的公園都沒有去過，更別說是淡水或 101 了。

當孩子離開後，很多其他病房的媽媽很擔心爸爸的狀況，Line 群組他都沒有回，一開始媽媽們很急，打電話給他也沒接，後來媽媽們開始數已讀簡訊的人數，確定人數沒有少，爸爸沒有去做傻事，她們才漸漸地放寬心。

護理師和輔導師也跟媽媽們說：「不要擔心爸爸，他是勇敢有力量的人，給他空間，我們不要過度擔心，我們盡量做到同理。」換位思考並不是每個家屬都能做得到的，幸運的是，病房的媽媽們做到了。

爸爸在處理完哥哥的事情之後，有短暫回到護理站。護理師們，也一起摺了一隻立體的紙哈士奇，讓爸爸帶回去，放在大男孩的桌前，遲來的告別，也是告別。

護理師不解地問爸爸：「你怎麼都沒跟媽媽說孩子的狀況？你為什麼要獨自面對這些事情？」

爸爸是個古意（台語，忠厚老實）的人，他只是淡淡地說，因為他是他們家最有力量的人，關卡過了，雨過天晴還是家，如果全家都倒了，家就不是家了。我想，爸爸也從來沒想過，這一關，孩子會沒辦法過。

不過我們都相信，雨過了，天儘管要過好一陣子才會放晴，但家，也一定還是家。

Story 23

我不想治療了

十八歲，介於大人和孩子之間，好像是個大人，但在醫療上，因為未滿二十歲，在《病人自主權利法》和《安寧緩和醫療條例》裡的定義，還是屬於未成年人，無法決定自己的醫療（注）。但是如果這時候你開口跟你的家人說，你不想再繼續這個痛苦的治療了，怎麼辦？

十八歲的大女孩診斷出血癌時，狀況已經不太好。

因為跨越了十八歲的界線，一開始在醫院是被轉到大人的血液腫瘤科，但是女孩適應得很不理想，畢竟是新診斷的十八歲，說到底，還是個大孩子，醫療團隊討論後，她又轉回來兒童血液腫瘤科。

大女孩是在隔代教養的家庭裡長大的，一路帶大她的是阿嬤，而不是總不見人影的爸爸和媽媽，爸媽有各自的問題，跟親戚的相處又不太和諧，阿嬤想著，這是寶貝的孫女，再辛苦，也是自己帶回來一路拉拔孩子長大。

本來就是容易和長輩有不同意見的後青春期，又是個以為自己已經是大人的年紀，再差一、兩步，大女孩就可以理所當然、名正言順地離開家，自己去探索這個美好的世界了。

但這一生病，又把她困住了。

初診斷的時候，醫生就給了治療的建議，大女孩和家人都不以為意，可能是了解不透徹，也可能其他的家屬對治療和診斷有其他意見，硬是拖了一陣子。但病情忽然有變化，大女孩沒有太多選擇，就急忙住進兒童醫院開始準備化療。

一開始，大女孩並不想裝上人工血管和蝴蝶針，她不想化療，覺得化療很苦，電視上的化療頭髮都會掉光，她不想要這樣。護理師和住院醫師怎麼解釋，好說歹說，她的手術同意書和治療的同意書就是遲遲不肯簽下，她不願意，阿嬤也拿她無可奈何，好說歹說，又是威脅又是講道理，大女孩受不了崩潰地說：「妳不懂啦！妳出去不要再囉嗦！」唰一聲用力拉起病床圍簾。兩人就僵持在病房一個下午，整個病房也好像下了休止符，急速地安靜下來。

隔壁床的小女孩不知道天高地厚，也不知道哪裡來的勇氣，可愛得不得了的雞婆，拉開她那一頭的簾子，拉下她的衣領，讓大女孩看看她的蝴蝶針和人工血管，她說：

「蝴蝶就是這樣啊！一點都不可怕，妳不裝蝴蝶妳怎麼打藥、妳怎麼會好？」

哈，大女孩誰都說不動，就偏偏讓這個小女孩說服了，裝了化療用的人工血管和蝴蝶針，也簽下了治療的同意書開始化療。

但是治療畢竟辛苦，她身體覺得好痛苦，心裡也覺得好痛苦。心理上，她拖累了家裡，讓阿嬤這麼老還每天要陪她住院，她不但不能幫忙家裡，打工、幫忙阿嬤，還讓阿嬤陪著她受累。

偏偏病程來得太兇猛，標準的第一線治療壓不下來，一直換藥，換藥換到沒有健保可以用的藥，只剩自費的藥，阿嬤還是一直幫她想辦法，想去籌錢，復發再復發，家裡都沒有錢了，她還是一直復發再復發。

她不想活了，她不要治療了，她不要這樣下去了！

她在病房裡喊著：「家裡都沒有錢了，一直復發什麼意思！」

隔代教養已經不容易，孩子又生病，阿嬤心裡也是苦，怎麼能不苦呢，這個孩子的命已經太苦，沒有爸爸媽媽照顧，更是心裡難過是不是阿嬤沒有照顧好她害她生病。心裡越是苦，越是堅持孩子要好好接受治療，一定會好。

但大女孩不想治療了，她人生沒有什麼意義、沒有牽掛，一個人生病害了阿嬤家，越執著就越是倔強，她的倔強也是因為心疼阿嬤，阿嬤不應該再為了她煩惱，阿嬤跟她的衝突就卡在那邊，沒有任何一邊是贏家。

醫療輔導師和護理師對祖孫的衝突，都看在眼裡。他們知道大女孩很喜歡幾位護理師，覺得她們又漂亮人又溫柔，是她想要有的大姐姐或是朋友。他們就跟護理師商量，在工作之餘，多陪大女孩聊聊，開導她。

護理師和友善醫療團隊就問她：

「嘿，最近的新劇妳看了嗎？」

「今天要不要跟我們一起訂便當？」

「某某妳喜歡的那個明星今天上新聞了耶！」

「那個誰誰誰的新歌妳聽了嗎？」

護理師和友善醫療團隊發現，可以和她共同談論這個世界，不是命令，不是給她下指導大人世界的規矩和規範，漸漸地大女孩願意下床、願意在走廊、願意靠近護理站一點點，開始成為護理師和友善醫療團隊的小幫手，發現自己不是只會拖累阿嬤，不是只有往下墜落，她看到了身上和遠處有一點點光，一點點希望。

有一天晚上，她抱著烏克麗麗，坐在護理站的某個角落，所有人忽然很有默契地停下來，交班的、打報告的、手裡準備要配藥的，每個人都停下手邊的動作，就一首歌的時間，所有人聽她演奏，那個瞬間，她的旋律照亮了她自己和整層病房。

護理師問她：

「妳做什麼會比較開心？生活中開心的事情要自己尋找，如果有的話，妳會不會找到可以堅持下去的意義？會不會比較願意好好治療？」

她跟護理師說，她喜歡追星、和朋友去吃吃喝喝、旅遊。嗯，追星和旅遊目前身體狀況不允許，但吃吃喝喝護理師還可以幫得上忙。幾位護理師在下班時間，額外地用了她們自己的休假，在大女孩下課回家的空檔，去大女孩桃園的家陪她逛夜市、幫她過生日，那一陣子，女孩還真的比較有勇氣，對回醫院上課治療這件事情，不再那麼抗拒，雖然不會馬上找到人生存在的意義，但至少她知道她不是孤身一人，還有除了阿嬤以外的人，會關心她、會希望她好起來。

無奈復發還是讓她進出了幹細胞移植室兩次，兩次就代表兩次以上的復發，要把一個十八歲的孩子關在幹細胞移植室二十一天，然後過一陣子復發再來一次，再怎麼強壯的大人都會沒辦法接受這種磨難，何況是個才十八歲的女孩。

第二次進幹細胞移植室的第二天，大女孩就扯著點滴管線，大吼大叫她想出去了，照顧她的阿嬤完全束手無策，不知如何是好。

只能靠著幹細胞移植室的護理師們，一路哄，一路陪伴，誰下班有時間就陪她聊天，誰下班有空檔就跟她打一場電動，護理師們也承諾她，離開移植室後會再跟她去逛逛夜市、逛逛街，連值班的住院醫師有空檔，都進去幹細胞移植室陪她下了一盤棋，大家做的，都是額外的工作，但沒有人抱怨，也沒有人覺得累，因為每個醫護團隊都希望，大女孩這一次一定要順利，她還有美好的人生，她再一步就長大成她想長大的大人了，就差一步，就是大人了。

大女孩心裡最深的自責、孤單和害怕，因為護理師和醫師的支持，好像得到了一點點力量，她開始讓自己忙碌起來，看手機裡和大家的合照、有力氣的時候就整理擦拭自己的遊戲機和牌卡，阿嬤也萬分感謝醫護團隊做了這麼多，一般來說，很多家人不希望醫療人員介入太多，但是阿嬤反而因為他們的介入幫忙，讓孩子有意願和勇氣，再支持一下。

儘管，做了這些，儘管，給了她少許的勇氣，大女孩最後還是敵不過反覆的復發，在加護病房離開。大女孩離開那天，常常在下班時間鼓勵她的護理師們，都在值班的崗位上一步都無法離開，沒有人有機會放下手上其他孩子的護理工作，到加護病房見上最後一面。

但是阿嬤還是說了好多謝謝，因為大女孩最後手上戴著在幹細胞移植室的時候，休假的護理師帶著她做的手環，她帶著很多人的關心和祝福，到更好的地方去。阿嬤知道，治療一路走來，醫護友善的陪伴，對大女孩是多麼地重要。

我還是會不住地想，就算大女孩二十歲了，法律上她有辦法為自己作主，情感上，我們有辦法，在這個年齡，就放手讓她走嗎？這是個好難的問題，然後我希望我一輩子、這輩子、下輩子都不要碰到這個難題。

注：二〇二三年元旦開始，民法下修成年年齡為十八歲。根據《病主法》，十八歲以上也能擔任醫療委任代理人，若自身是末期病人，可自主立意願書，選擇安寧緩和醫療或維生醫療。

Story 24

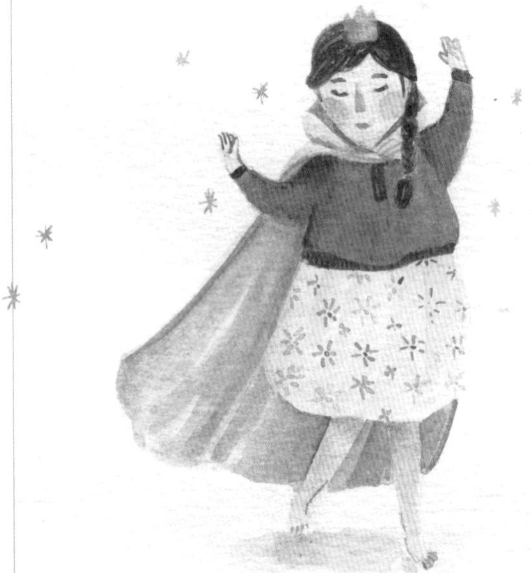

Story 24

我不完美了，但我會找回力量

腦瘤總是靜悄悄地長，等你發現孩子不太對勁的時候，孩子的肢體動作、認知都可能已經受到壓迫影響，即便手術後，一大部分的孩子也很難完全恢復，孩子會困在身體裡面，他們會很慌張，本來可以自由地奔跑，怎麼手腳都不聽使喚，他們會很生氣：「為什麼我想講話，爸媽都聽不懂？」他們會很失落：「為什麼只有我在這裡孤單受苦？為什麼我的家人沒辦法理解我的難過？」

爸媽比孩子更難過，前幾天還是家裡最受寵愛的孩子，幼稚園回來會追著家裡的四隻貓咪奔跑，會跳舞，會唱歌，會撒嬌說要看《寶可夢》卡通，會想成為公主，而她真的是家裡的公主。

公主因為腦瘤四肢都不能動了，困在一個只有她自己可以在心裡說話的城堡。爸媽在城堡外面，心疼但卻什麼都不能做。因為 COVID 隔離，大部分時間都是媽媽在醫院獨自陪伴，媽媽只能一直抱著她，讓她不要哭鬧不要害怕，抱著抱著雙手都貼滿了痠痛藥布。媽媽小小的身體，一直撐著她，等待她慢慢復元，變回他們最美麗的小公主。

手術後，社工轉介了兒童友善醫療團隊的治療師，希望能用不同的創造性藝術治療讓孩子重新和外界互動，可以讓孩子有一些刺激，甚至希望能夠達到復健的效果，再不然，讓媽媽喘口氣都好。

兒童友善醫療團隊的治療師到了病房，孩子身體只能捲曲，說話咬字沒辦法很清楚。和公主一起的治療課程有不同的階段，先幫她恢復手指操作，再慢慢地讓她有力量控制自己的肌肉，再讓她可以緩步站起來。說起來好像學步的孩子的歷程，對公主來說就是重新來過。她對自己很嚴格，因為之前是家裡的大孩子，她想做其他人的榜樣，想要事事完美，想要每個人都愛她，對自己越嚴格，就越容易心急；越心急，孩子就越生氣，氣，就全部發在陪伴的媽媽身上。

治療師先帶她畫畫拼貼創作，「我們從讓妳自己畫出或拼出妳想要說的事情開始，我們先動動小手指。」孩子拼貼了一隻小美人魚，是公主美人魚，但是她只能坐在車上，美人魚沒有在海裡面，不能自由游泳也沒有腳。治療師說：「是很美麗的美人魚公主，那妳想讓她以後變成什麼樣子？」女孩很吃力地拿了亮片的貼紙，把整隻美人魚和她的車子都貼得bling bling。是啊，雖然現在沒有腳，以後還是可以閃亮亮的啊。

還有一次，創作故事，孩子拼貼了大野狼和小狗，然後有一枝魔法棒。孩子表達，魔法棒會把可怕的大野狼變成溫馴的小狗，魔法棒有能量，有魔力，她應該也想要有這種魔法吧！

接著幾堂課，手開始有力氣，可以畫線條，治療師就拿了八開的畫紙和其他媒材，讓她盡量畫，到處都是線條，好像煙火在天上散開一樣，孩子又拿了貼紙，把天空貼滿了星星和她想念的家裡的貓咪。

爸爸看到女孩的進步，欣喜若狂，開始問治療師，這樣是不是可以開始教她握筆了，她以後可以寫字了。媽媽邊笑邊推了爸爸一下：「這些都還是心理支持啦，你不要想那麼遠。」但是媽媽和爸爸看到女孩的進步，一樣感動開心。爸爸是比較不會表達情感的傳統爸爸，因為寶貝的病，常常心情失落，有時候媽媽的心情也會被影響，但只要有愛，他們互相提醒扶持，就可以給女孩支持和力量。

有一陣子，出版社出了本給孩子看的繪本《不圓的圓》，搭配黏十送了些給不同的兒童醫院病房。治療師拿了書和黏土讓孩子一起創作。

《不圓的圓》很有意思，整本書都是黏土捏出來的圓，但是那個圓在每一頁故事裡面，沒有文字。這是一本只有眼中還有童趣的孩子才有辦法好好使用的書，因為每個孩子都會自己解釋他們看到了什麼場景，然後他們會用黏土做出他們自己的「不圓的圓」。

孩子知道，《不圓的圓》是一個孩子的家和她的生活，所以她也用黏土捏出了自己的家。黏土需要更多肌肉的力量，孩子用左手幫忙出力，爸爸是細細長長的藍色黏土，媽媽是圓圓胖胖的小動物，隱約還看得到四隻腳，自己是一團粉紅色的小蝸牛，還有阿公阿嬤和姨婆，都是圓圓的小黏土。邊捏，她邊把每個小黏土往自己身邊靠，大家都圍著那隻粉紅色的小蝸牛，她想念家人也很愛他們，她想快點回家，然後在每個黏土下，黏上了愛心的貼紙。如果有黏土不小心倒了，她會一直努力把他們扳正立起來，想站起來，每個黏土都要站起來。

音樂治療師從媽媽那邊知道，小女孩在生病之前有上木琴的音樂課程，但是因為才剛剛手術完，還在恢復的階段，肌肉還沒辦法做太精細的動作，如果這時候讓她馬上進入音樂的治療，可能會讓孩子覺得自己做不到她要求的完美而對自己失望，反而適得其反。

治療師想到了可以把音樂節奏放慢的方法，問了孩子喜歡的卡通歌，就用軟體將主題曲的速度放慢，讓孩子可以跟著主題曲大聲地歌唱，同時孩子也可以拿著小鼓棒跟著打節拍，練習用手握住鼓棒。治療師還準備了小標籤貼紙，女孩可以隨意敲擊木琴她喜歡的聲音和琴鍵，敲到的那個琴鍵治療師就貼上貼紙，她看著滿滿的貼紙，好像自己創作了一首音樂一樣。也讓媽媽陪她一起練習，拉近她們的關係。

舞蹈治療師在女孩開始準備復健練習站起來的時候進來幫忙，一開始女孩對一般的復健很挫折，覺得一直站不好。舞蹈治療師這時候就把「全民公主」Elsa請出場了，病房的女孩有兩種，一種是Elsa的信徒，一種覺得蜘蛛人和恐龍才是王道。舞蹈治療師帶了綵帶來，幫女孩綁了Elsa的辮子。

治療師說：「我有一件Elsa披風很適合妳的辮子，妳要不要穿？但是披風可能會因為妳坐在輪椅上被壓住，其他人看不到很可惜，妳要不要試著穿好披風站起來一下下，讓大家看看妳美麗的辮子和披風？」

女孩就這樣，試著小步小步地站站看，一開始一定站不穩，但是她想要讓媽媽、治療師還有護理師都看到她是美麗的Elsa公主，漸漸地，舞蹈治療也變成復健的一部分。

治療師也讓孩子自己選一首歌，來試試看跳舞。女孩站得不好，還搭在媽媽身上，但她選了一首很搖滾的歌，跳著跳著也帶著媽媽一起跳起來，有短暫的一刻，她們是真的差點飛起來。但女孩不害怕，她跳得很開心，因為她知道有媽媽支撐住她，這不是單純的跳舞，是彼此給彼此力量。

漸漸地，女孩可以自己站立在床邊，可以小步地移動到輪椅上，可以慢慢地說話，可以讓所有這一年多來協助她的兒童友善醫療團隊的治療師看到她很勇敢的進步。

即便，她不再是以前那個完美的、活蹦亂跳的小公主，但是她有自己的權杖，她生出自己的魔法，她和愛她的家人接受她現在的樣子，然後一起陪她每天進步一點點，每天都變成更好的自己。

醫療有醫療的極限，不論是用藥、手術，醫療能做的就是在現在有證據的地方，把孩子的命救回來，讓她的生命跡象回來，讓她的腫瘤不再壓迫生長，讓她有固定的復健治療。

而兒童友善醫療團隊在做的努力，是補強醫療沒有辦法延伸到的角落，是讓每一個孩子都是一個人，他們不是只是活著，更要能活得快樂、活得滿足，同樣地，也幫助了照顧的家屬們，不論是一起參與的藝術治療，或是給到家長的醫療輔導協助，都是讓整個照顧孩子的環境更友善。

生病已經夠辛苦，生活，如果還活著的日子，我們不能讓孩子也辛苦。今天過了一關，明天可能有其他的關卡，孩子要找到自己的力量，不論醫療能支撐他們走到哪裡，孩子自己的力量可以讓他們，多走一小步。

後記

在別人的故事裡，療自己的傷

我的孩子是在二〇一八年診斷出瀰漫性大B細胞淋巴癌，晚期的第三期。我們在二〇一九年的夏天完成化療、標靶治療和放射治療的療程，然後開始了預計為期五年以上的追蹤。

從一開始離開醫院的第一年，每個月要抽血檢查、每三個月要回去住院一週做各種全身影像檢查，到第二年，頻率改成每兩個月抽血檢查，每四個月住院。中間因為COVID，有一次住院不得不延期快兩個月，那一次我大概每天都會作惡夢，我很怕如果因為這兩個月的延期，又跑出來什麼我們沒機會早點發現，是不是就延遲了治療的機會。但我心裡明白，其他孩子比我們更需要兒癌的病房，因為固定檢查可以延期，他們正在進行的治療不能延期，或者他們也在醫院努力地延續生命。

你說每一天，我能不能把孩子當成康復、健康正常的孩子？

我不知道，當孩子長大，他越來越不想讓他的同儕知道他是個生病的孩子，他想和他們一樣正常的運動、打球、奔跑，但他也知道，他可能不會做得很好，他可能跑不快，我也不敢讓他跑快或跑很久。他知道，他要規律地回去檢查，癌症不知道哪一天會不會跑出來。

你說每一天，我能不能每天把孩子當生病，把他關在家裡？

是啊，二〇二一年 COVID 在第一次讓台北市停課的時候，我幾乎足不出戶地把我和孩子關家裡，我的孩子可能比其他孩子對抗疾病的能力更低，我的孩子可能更敏感。但你能把他關一輩子嗎？這個可惡的病毒不會消失，你也總是要放你的孩子回去外面的世界，你頂多就是每天緊張。有一次，現在的先生工作的地方有確診的同事，他沒有被匡列要隔離，但是他很急地打電話給我，問我怎麼辦，因為他知道我更擔心的是同住的兒子。二話不說，我們就說好幫他訂飯店，即便他沒有需要隔離，我們一點風險都不能有，他就被我趕到飯店住了十天，中間還要他去自費做了兩次 PCR 才敢讓他回家。

這就是這幾年來我的每一天，即便暫時不需要帶孩子治療，但我的心情一點都不能放鬆下來，我也常常會做最壞的打算。我的文字可能很樂觀，但骨子裡就是個悲觀得要死的膽小鬼，如此而已。

今年（二〇二二年）夏天，孩子國小畢業了。剛好畢業當天，台大醫院排了核酸檢查，我們臨時被通知畢業典禮的隔天有床位要回去住院檢查，住院前都要做 PCR 核酸檢測確定沒有確診才能住院。如果錯過這次床位，又因為 COVID 控床緊張，不知道又要被延到什麼時候。

我怎麼抓時間，就是不覺得我可以在只開幾個小時的篩檢站排到位子然後讓孩子趕回去參加畢業典禮。在徐州路的篩檢站，我看到滿滿的人龍排隊，完蛋了，排到我們他也不用參加畢業典禮了，但是他很想回去和同學一起畢業。

隊。

我沒有其他辦法，只好很沒水準、厚臉皮地，從第一個排隊的開始，拜託他們讓我們插隊。

「不好意思，我們是這邊兒癌的病人，今天一定要做到 PCR，但是孩子今天畢業典禮，您能不能讓我們先做，他才來得及回去參加畢業典禮……」

我就一個一個問，一個一個被白眼拒絕。我當然知道這是個很糟糕的請求，一個媽媽還帶著一個大孩子做這麼糟糕的示範。排隊的每個人，可能也是要陪病、要探病、要進產房，每個人不會沒事來這邊大太陽下排隊，憑什麼要讓你插隊。

孩子當時臉很臭，覺得我這樣非常丟臉，他說他不要做了，不要住院了，之後再住院。

不行，我怎麼可以讓你不如期檢查，不行！你這是癌症的檢查，我作夢都會夢到你復發，我怎麼可以不讓你如期檢查。

我就這樣，一個問過一個、一個問過一個，前後不停地道歉，後來是一位孕婦好心讓我插隊在她的前面，然後後面傳來此起彼落的罵聲，不要讓他們插隊！

孩子臉超級綠，我插隊後，想到終於可以早點做到送他回去，我就整個人放鬆了。管你是不是臭臉對我覺得我是個很丟臉的媽媽，反正我可以讓你參加畢業典禮了。

不知道是不是瞬間放鬆，還是覺得委屈，我就開始哭。從插到隊開始，到完成篩檢，到上計程車、送他進校門，從校門我頂著三十八度的高溫，走了二十分鐘的路回家，我沿路就是一直哭，眼淚把整個口罩弄溼，哭到不管路上有沒有人看我把我當神經病，哭到回家之後，我攤在客廳地上，繼續哭，很大聲的哭。

哭到打電話給我一位大學同學，邊哭邊說，吼，我好委屈呢！為了他要活下來，可以檢查，不要延遲，你要我怎麼低頭拜託都可以。為了他好不容易活下來可以畢業，他想回去參加典禮你要我做什麼都可以，拜託插隊被罵得多難聽我都可以。

什麼，我都可以。

但這個沒良心的，還覺得我丟臉，我還不能情緒勒索他，對著他的臉說我為了你做這麼多，你憑什麼臭臉！我真的好委屈。

哭得宇宙慘，好像他治療結束，把這孩子救回來以後的這幾年，我從來沒哭過的，一次哭完了。為什麼只有我需要做這麼多，他那個離婚的父親只需要陪笑、讓他開心就好，丟臉的事、不討喜的事、陪看病陪住院的事都是我，然後我的兒子還覺得不開心。

我哭到累了，好累好累又好委屈，幾年的分量，一次哭。然後手機響了，治療師傳來他拿著畢業證書開心拍照的照片，我知道，好，我可以哭，至少他活到今天，活到畢業，可以哭，值得哭，值得感激，值得慶幸。

在準備寫這本書時，我心裡知道，這也是倖存者的創傷。也許很久很久之後會好，現在我也不會想占用其他資源來解決我這綠豆大的創傷，因為還有其他更危急的孩子和更脆弱的家庭，比我們需要友善醫療團隊的幫助，至少這個moment，我們還活著，這些就不是大事。

今年五月的時候開始和台大友善醫療團隊的呂醫師和芳欣共照護理師開始討論，我們可以為台大的孩子們做些什麼，可以為重大傷病、兒癌的孩子和家庭做些什麼。

《當他生病的那一天》出版的時候，確實在當時讓更多人有機會認識兒童癌症，或多或少也支持了一些有一樣問題的孩子和他們的家人，也一定程度地讓有能力捐款的人，知道有兒童癌症基金會、瑞信兒童醫療基金會、麥當勞叔叔之家慈善基金會等，這些組織在有限的資源下協助兒童癌症的孩子和家屬，讓他們在財務、醫療資源或輔導治療上得到一點幫忙。

有一次住院檢查，因為兒童癌症病房都滿了，我們被放到其他科的病房。我們在三人健保床的中間，左邊是一個常發的難治性癲癇的孩子，進來做腦波檢查，右邊是一個早產併發症，有嚴重腦性麻痺的大孩子，這次又因為其他的併發症進來做呼吸治療，媽媽用小小的身體把他扛上床或扛到輪椅上去做檢查。這些跟兒童癌症不一樣，癌症就是一種全有全無，要不就是我們從死神手上搶回來的孩子，要不孩子在一再復發中離開遠行，而這些孩子，會是家庭和照顧者一輩子的牽掛，我不說負擔，因為這是我們的孩子，但一定是會牽掛一輩子放不下的事情。

我們也想過，是不是有什麼人願意拍什麼影集或是訪問，讓大家更知道孩子健康的重要、支持友善醫療團隊和孩子安寧照護的重要，這些都需要資源挹注，如果有一個什麼偶像劇，是不是大家會更願意把捐款的注意力分到這邊一些些？

這時，我的編輯就會來敲我的頭。剛出版《當他生病的那一天》時，確實有人來詢問過意願，我當時一口拒絕，意志堅定，甚至如果編輯要變成劇本，我就不出書來耍賴相逼。

編輯百思不得其解，在拒絕後問我，到底為什麼要放棄這個可以讓更多人認識的機會。我告訴她，我就是沒辦法看著我自己孩子的故事、還有其他我送他們遠行的孩子，一直在螢幕重播，感覺，我會一直送他們走，這對我和其他我也很愛的爸爸媽媽們，是很大的傷痛。

後來，我們討論出，可以讓大家認識台大的兒童友善醫療團隊、兒童安寧團隊、醫療輔導師和不同的藝術治療師對孩子做了哪些事。

很多工作，都不是正常在兒童醫院的編制裡，都需要台大兒童健康基金會的補助，才有辦法延續和運作。

如果有機會讓人們知道，孩子的健康不是只有醫療，還有其他可以讓孩子們在他們的治療、復元或人生旅途中，對抗疾病的時候，有其他的幫忙。孩子的家長，也不會孤立無援，醫療也許有極限，但人和人之間的支持沒有極限。

從五月開始，我們和治療師們每週安排一次訪談，每次一個小時，治療師們分享一些個案，在這些個案中，我們能幫忙到什麼、哪些事情以後如果有資源希望做更好，然後未來如果有其他人需要類似的幫助、諮詢或藝術治療的小撇步，他們能做些什麼。

我同時有全職的工作，訪問就這樣每週累積。有一天，治療師們可能自己開會的時候忽然驚覺，他們是不是丟太多沉重的故事給孩子媽媽了，讓芳欣共照護理師來問我，我是不是覺得太憂鬱、這些故事會不會讓我很難過。我笑了，我跟他們說，這是你們每天的工作，然後也是我在陪孩子住院最密集的時候，身邊每天都有的故事。我才佩服你們、才需要擔心你們，這是你們每天的工作，你們怎麼有這麼大的心臟，可以每天接下人們的重量，然後變成你們的重量。

但是確實，訪問一直堆起來，我的手稿寫滿一本又一本，我就是遲遲沒辦法靜下心來把它們變成電腦上的文字，是有點重啊，從何開始。

在真的沒有時間，要準備下筆的時候，我意外地發現我懷孕了，我今年四十六歲了，完全沒料想到，還有可能自然懷孕。在過程中沒有任何不適，只是本來懷疑是不是更年期要到了，經期越來越不規律。

當發現懷孕的時候，我愣住了，叫來現在的先生，跟他說，然後兩個人就這樣無言地坐在客廳。

他說：「然後呢？」

我說：「明天去婦產科醫師看看怎麼辦……」

他就不說話了。

可能要考慮很多，考慮我工作的強度，考慮我的體力，但是發現懷孕的那一刻起，這些就不是考慮了，我唯一的考慮，只有我生病的孩子。

我不知道我的孩子為什麼會生病，我不知道這是不是基因造成的？我不知道如果若中間我的孩子需要住院、需要治療，我有沒有辦法挺著大肚子，陪他繼續住院或治療。如果他需要我，我有沒有辦法一心多用。

我給孩子的承諾不能讓步，命救回來，我就要陪他到最後。當時孩子同意我們結婚，我也說，就是只會專心照顧他，這些都是答應過的事情。

我們沉默了。我們的房間裡，也有一頭大象，很大一頭，我們從來沒有戳破因為我們以為不會發生，但是真的發生了，就變成一頭超級大象。

他陪我去婦產科醫師那邊簽下終止的同意書的時候，他從不說話，變成開始哭。

他說，其實他要跟我們（我和孩子）一起生活的那一刻起，他心裡就知道，他這輩子是不會有小孩的，因為他看到孩子，便明白我心裡最深的恐懼和愧疚。但是真的懷孕了，他的難過比他自己以為的、想像中的大，幾乎，淹沒了他。我除了愧疚以外，沒辦法再跟他說什麼，我只能讓他哭完，我們再一起走路回家。

我也想過，如果再早幾年遇到現在這個人，整件事情會不會不一樣？

我知道，不會。

因為，孩子是我目前也是以後，最重要的事情。

然後我知道，我們會帶著這個傷口，繼續生活下去，我其實也沒把握，這個傷口會不會好，還是哪一天這個陳年傷疤忽然爆開，我們就必須迎來更難的討論？

我不知道，我也不敢去想，就讓這頭大象，在我們房間裡再待一下，等我們都有勇氣，或是等我們準備好，才能去說。

忽然，我想到了第一篇文章〈一起去冒險吧〉，每個孩子其實都會在天上挑好他／她要的媽媽才會來的，孩子挑了我，其他孩子挑了其他勇敢的媽媽們。第一篇文章的媽媽，準備好迎接自己挑好媽媽的禮物，而我，沒有她這麼勇敢。

可能只能說，我勇敢的分量，在二〇一八年的那個夏天，孩子診斷出淋巴癌的夏天，除了給他之外，沒有額度再給別人，早就超支用完了。

但是相信我，我也不住的問自己，我是不是太軟弱，我有沒有做錯決定，我是不是應該跟第一篇媽媽一樣，我以後會不會遺憾？但每個不同的母親，不同的家庭都會在不同的時間面臨不一樣的考驗，而我們或其他人都不應該去評斷，因為每個人都有機會把自己的生活和摯愛的人的生活，過程他想要努力的樣子，我們都很努力，有時甚至需要非常用力和大力（我這段非常大力地敲著鍵盤），但不論怎麼樣，都會有很多人一直守護和接住我們。

也許，以後我也需要其他的支持，給我和我現在的家庭更大的力量。就這樣，在終止孕期後的第二天，我打開電腦，拿出手稿，開始完成這些記錄。

過程中，我們都在別人的故事裡，療自己的傷。也許今天某一些時刻，你是孤單的，需要別人給你一道光，但也許明天某一個時刻，你是有力量、富足的，你就有能力，成為別人的光。

一個人、一個家庭，路可能不會太好走，一群人，我們就能彼此撐住彼此，一起走。讓我們，成為彼此的光和力量。

本書版稅全數捐贈財團法人台大兒童健康基金會，再次感謝兒童友善醫療團隊的付出。

也謝謝你們鼓起勇氣，看完這本書。

生病的相聚跟離別都很難，但要謝謝那些，支持這些家人孩子的，友善醫療團隊，在那麼多沒人知道的地方，付出如此大的能量。

Life 004
摳摳手到打勾勾：那些愛與考驗的故事

作　　者：Karen22
繪　　者：Dinner Illustration
裝幀設計：Dinner Illustration
執行編輯：賀郁文
校　　稿：林芝、李映青
行銷企劃：呂嘉羽
總 編 輯：賀郁文

出版發行：重版文化整合事業股份有限公司
臉書專頁：https://www.facebook.com/readdpublishing
連絡信箱：service@readdpublishing.com

總 經 銷：聯合發行股份有限公司
地　　址：新北市新店區寶橋路 235 巷 6 弄 6 號 2 樓
電　　話：(02)2917-8022　　傳　　真：(02)2915-6275

法律顧問：李柏洋
印　　製：鴻霖印刷傳媒股份有限公司
裝　　訂：同一書籍裝訂股份有限公司

一版二刷：2023 年 02 月
定　　價：新台幣 420 元

「本著作為保護當事人之隱私，故將其真實姓名變更，
惟不影響故事內容之真實性」

國家圖書館出版品預行編目 (CIP) 資料
摳摳手到打勾勾：那些愛與考驗的故事 /Karen22 作 . -- 一版 .
-- 臺北市：重版文化整合事業股份有限公司，2022.11
面；　公分 . -- (Life ; 4)
ISBN 978-626-96846-0-1(平裝)
1.CST: 小兒科 2.CST: 罕見疾病 3.CST: 病人 4.CST: 通俗作品
417.59　　111018617